Endometriose-Sprechstunde

Autonome Provinz Bozen
Provincia autonoma di Bolzano
Provinzia autonoma de Bulsan
SÜDTIROL · ALTO ADIGE

Die Drucklegung dieses Buches wurde ermöglicht durch
die Südtiroler Landesregierung / Abteilung Deutsche Kultur.

Dr. med. MARTIN STEINKASSERER
mit Brigitta Willeit

ENDOMETRIOSE-SPRECHSTUNDE

Empfehlungen aus der Facharzt-Praxis:
Was wirklich hilft!

Die unterschätzte Krankheit erkennen und behandeln

ATHESIA VERLAG

Inhalt

Vorworte 6

Leben mit Endometriose

Was Endometriose mit der Frau und ihrem Umfeld macht 14

Teure Schmerzen: Was Endometriose kostet 27

Was ist Endometriose und woher kommt sie?

Der Monatszyklus der Frau 34

Verirrte Zellen 42

Warum ich und nicht auch alle anderen Frauen? 44

Arten der Endometriose

Der Schweregrad: Zwei Klassifikationen 53

Symptome

Schmerzen 66

Schmerzen beim Geschlechtsverkehr 78

Blutungsstörungen 80

Verdauungsbeschwerden 82

Psychische Belastungssymptome 85

Unerfüllter Kinderwunsch 86

Differentialdiagnosen 90

Diagnose

Anamnesegespräch: Das Wichtigste zuerst 104

körperliche Untersuchung: geschulte Augen und Hände 107

Ultraschall: Die Bilder aus dem Inneren 109

MRT: detailgenaue Aufnahmen 111

Laparoskopie: Operation durchs Schlüsselloch 112

Behandlung

Medikamentöse Schmerztherapie 122

Hormonelle Behandlung 130

Operation 142

Komplementärmedizin 152

Endometriose und Ernährung

Was die Wissenschaft sagt 165

Von der Forschung in die Praxis 167

Endometriose und Kinderwunsch

Von der Zykluskontrolle über IUI und IVF bis ICSI 185

Endometriose und Krebs 196

Endometriose bei Männern 202

Endometriose und Wechseljahre 206

Forschung und Entwicklung 214

Anhang

FODMAP-Liste 219

Basis-Fragebogen 220

Vorworte

Endometriose ist eine der häufigsten gutartigen Erkrankungen der Frau im geschlechtsreifen Alter. Schätzungen zufolge sind etwa zehn Prozent aller Frauen im Laufe ihres Lebens davon betroffen. Dennoch wird diese Erkrankung noch immer häufig zu spät erkannt, nicht ernst genommen und ihre Bedeutung für das tägliche Leben der Betroffenen heruntergespielt.

Aktuelle Entwicklungen im Gesundheitssystem erschweren darüber hinaus – trotz des zunehmenden Problembewusstseins in der Gesellschaft – die frühzeitige Diagnosestellung und zielgerichtete Behandlung.

Die Vergangenheit hat gezeigt: Vor allem dort, wo Ärztinnen und Ärzte einerseits und Betroffene andererseits gemeinsam an einem Strang ziehen, können Erfolge erzielt werden. Auf diese Art und Weise sind die Nationale Endometriose-Strategie in Frankreich, die Aufnahme von Endometriose in den Koalitionsvertrag der Bundesregierung in Deutschland sowie politische Initiativen zum Wohle von Endometriose-Betroffenen auf Landesebene entstanden.

Dieses Buch leistet einen wichtigen Beitrag zur Aufklärung über das Krankheitsbild Endometriose – insbesondere für Laien – und wird daher von der Arbeitsgemeinschaft Endometriose in der Deutschen Gesellschaft für Gynäkologie und Geburtshilfe e. V. ausdrücklich begrüßt und empfohlen.

Wir freuen uns sehr, einen kleinen Beitrag zu diesem Buch leisten zu können und stellen den „AGEM-Basisfragebogen“ Endometriose, den unsere Arbeitsgemeinschaft zur Verbesserung der Abläufe in Endometriose-Sprechstunden entwickelt hat, unentgeltlich zur Verfügung. Die Verwendung dieses Fragebogens wird auch durch die deutschsprachige Leitlinie „Diagnostik und Therapie der Endometriose“ ausdrücklich empfohlen. Der Einsatz von systematischen Fragebögen verbessert die Zuverlässigkeit und Vollständigkeit der Befunderhebung und stellt damit die Grundlage für eine zielgerichtete Diagnostik und Behandlung dar.

Liebe Betroffene, wir wünschen Ihnen alles Gute! Kommen Sie gerne bei Fragen auch auf uns zu!

Für den Vorstand der Arbeitsgemeinschaft für Endometriose in der Deutschen Gesellschaft für Gynäkologie und Geburtshilfe e. V.

Dr. med. Sebastian D. Schäfer
Vorsitzender der AGEM 2024–2026

Es ist wahrlich kein Ruhmesblatt für die Ärzteschaft und die medizinische Forschung. Ich würde sogar sagen, es ist eigentlich eine Schande. Immer noch leiden viele, zu viele Frauen ihr halbes Leben lang unter teils extremen Schmerzen, werden von ihrem Umfeld nicht ernst genommen und erhalten auch von uns Ärzten und Ärztinnen zu lange keine Antwort auf die Frage nach der Ursache ihrer Beschwerden. Es sind nämlich keineswegs „nur schlimmere Regelschmerzen", wie vielen dieser Frauen gesagt wird. Und es ist auch keine psychische Krankheit, wie man ihnen mitunter weismachen will. In sehr vielen Fällen handelt es sich um Endometriose, eine Krankheit, die mehr als jede zehnte Frau betrifft und die laut Studien die Lebensqualität genauso beeinträchtigt wie Herz-Kreislauf-Erkrankungen, Rheuma oder Diabetes.. Darüber hinaus kann sie oft schwere gesundheitliche Folgen nach sich ziehen.

Dass immer noch bis zu zehn Jahre vergehen, bis betroffene Frauen die richtige Diagnose erhalten, ist für mich unverständlich. Denn das Krankheitsbild der Endometriose ist alles andere als neu. Die klinische Erstbeschreibung geht wahrscheinlich auf das 17. Jahrhundert zurück. Damals – 1690 – befasste sich der deutsche Arzt Dr. Daniel Schroen in seiner Doktorarbeit mit Geschwüren in der Gebärmutter. Und vor 100 Jahren – in den 1920er-Jahren – beschrieb der amerikanische Gynäkologe Dr. John Sampson erstmals die retrograde Menstruation – den Rückfluss von Menstruationsblut durch die Eileiter in die Bauchhöhle – als plausible Erklärung für eine Krankheit, die er Endometriose nannte. Trotzdem blieb das Krankheitsbild lange Zeit ein Mauerblümchen in der Medizin.

Sicher, nicht jede und jeder kann alles wissen. Dass Ärzte und Ärztinnen anderer Fachdisziplinen nicht jedes Detail aus der Frauenheilkunde kennen, ist nachvollziehbar. Deshalb gibt es die Facharztausbildungen. Aber dass selbst manche Gynäkologinnen und Gynäkologen mit Endometriose wenig anfangen können, die Patientinnen belächeln und mit der guten alten Wärmflasche heimschicken, das dürfte eigentlich nicht passieren.

Mittlerweile hat die Krankheit auch ihren Platz im Medizinstudium gefunden. Zu meiner Zeit war das nicht der Fall. Zu selten, zu unwichtig, abgehakt. Frauen mit extrem starken Unterleibsschmerzen, die meist zyklusabhängig waren, gab es aber, und es waren gar nicht wenige, wie ich auch in meiner Facharztausbildung festgestellt habe. Die richtige Diagnose erhielten sie jedoch so gut wie nie. „Eileiterentzündung, verursacht durch einen bakteriellen Infekt“ stand dann oft in der Krankenakte. Das Prozedere war immer dasselbe: Stationäre Aufnahme, Schmerzmittel und Antibiotika – irgendwann hörten die Schmerzen auf, alles war gut. Heute sage ich: Die Frauen waren schmerzfrei mit, ohne und trotz Therapie – weil diese Schmerzen eben meist zyklusabhängig sind und irgendwann weniger werden, unabhängig von einer Therapie. Zur Ehrenrettung der damaligen Ärzteschaft: Die diagnostischen Mittel steckten zu jener Zeit – ich rede von den frühen 1990er-Jahren – noch in den Kinderschuhen. Ultraschall oder gar ein MRT waren in vielen Krankenhäusern kein Thema.

Das hat sich relativ bald geändert. Spätestens mit der Laparoskopie, der Bauchspiegelung, kam die Diagnostik der Endometriose einen großen Schritt weiter. Sie lässt uns – ohne große Operationswunden – in den Bauchraum blicken, wo sich die Ursache der Schmerzen offenbart: mehr oder weniger große Endometriose-Herde dort, wo sie nicht hingehören. Lange Zeit galt die Laparoskopie als Goldstandard in der Diagnose, heute sollte diese nach einem ausführlichen Gespräch mit der Patientin sowie einer eingehenden körperlichen und Ultraschalluntersuchung stehen.

Dass viele Medizinerinnen und Mediziner trotzdem noch nicht in der Lage sind, eine Diagnose in einer adäquaten Zeit zu stellen, bei einer nicht seltenen Krankheit mit klassischen Symptomen, finde ich beschämend. Wenn Frauen dann vor Erleichterung weinen, wenn ihre oft jahrelangen Schmerzen endlich einen Namen bekommen, dann berührt mich das sehr. Das lässt erahnen, welchen Leidensweg sie hinter sich haben. Dieses Leiden beschränkt sich nicht nur auf die körperlichen Schmerzen, die unter Umständen enorm sein können und mit einem normalen Leben, wie es die meisten von uns ganz selbstverständlich führen, nicht vereinbar sind. Dazu kommt, dass sie von ihrem Umfeld und leider auch von uns Ärzten und Ärztinnen in einen psychischen Ausnahmezustand manövriert werden, der sie an sich und ihrer Wahrnehmungsfähigkeit zweifeln lässt.

Das darf nicht sein. Endometriose darf kein Tabu mehr sein, Frauen müssen offen darüber reden dürfen und ernst genommen werden. Auch von uns Ärztinnen und Ärzten. Denn obwohl Endometriose eine chronische Erkrankung ist, die – zumindest derzeit – noch nicht geheilt werden kann, gibt es Hilfe. Ich behaupte: Jeder Frau kann geholfen werden! Die Schmerzen werden vielleicht nicht ganz verschwinden, was viele der Betroffenen auch gar nicht verlangen, aber eine Verbesserung ist möglich. Damit gewinnt das Leben von betroffenen Frauen deutlich an Qualität. Genau darum geht es: gut leben mit und trotz Endometriose.

Dr. med. Martin Steinkasserer

Leben mit Endometriose

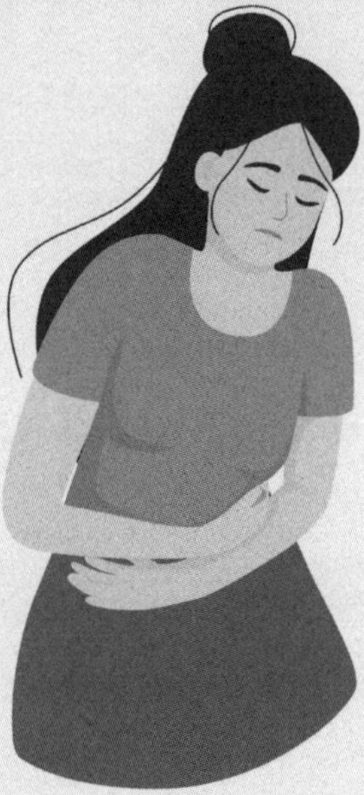

AUS MEINER PRAXIS

Sabine ist Mitte 30 und kann sich an die Zeit ohne diese unerträglichen Schmerzen kaum erinnern. Zuerst kamen und gingen sie mit der Regelblutung, doch irgendwann blieben sie – und wurden heftiger. Immer wieder hat man ihr gesagt, das sei normal. Doch zunehmend öfter beschlich sie das Gefühl, dass mit ihr etwas nicht stimmt. Alle anderen stecken die Schmerzen locker weg, nur sie nicht.

An vielen Tagen hält sie es aber kaum mehr aus. Die Krämpfe sind so stark, dass sie fast in Ohnmacht fällt. Sie erbricht sich, liegt zusammengekrümmt im Bett und wartet, bis es besser wird. Doch die Tage ohne Schmerzen? Die gibt es nicht mehr.

Dann der Tag, an dem sie sich durch die Stadt schleppt, trotz der Qualen. Termine lassen sich nicht immer verschieben. Irgendwann kann sie nicht mehr. Sie bricht auf dem Gehsteig zusammen, übergibt sich, bringt kaum ein Wort heraus, als sie angesprochen wird. Sofort liegt für die Umstehenden der Verdacht nahe: zu viel Alkohol. Oder eine andere Droge.

Die Rettung wird gerufen. In der Notaufnahme liegt Sabine immer noch apathisch auf der Liege, die Schmerzen lassen keine Worte zu. Die ersten Untersuchungen bleiben ohne Ergebnis, sie wird zur psychiatrischen Visite überstellt. Augenscheinlich stimmt etwas nicht mit ihr. Für Sabine der Tiefpunkt.

Aber auch die Erlösung. Denn der Psychiater stellt schnell fest, dass kein Alkohol- oder Drogenmissbrauch vorliegt und es auch keine „Kopfsache" ist. Er überstellt sie an meine Endometriose-Ambulanz. Nach einer eingehenden Visite kann ich ihr endlich die Antwort geben, nach der sie so lange gesucht hat: Die Schmerzen sind nicht normal. Es ist Endometriose. Und man kann es behandeln.

WAS ENDOMETRIOSE MIT DER FRAU UND IHREM UMFELD MACHT

Sabines Geschichte ist nicht erfunden und auch nicht übertrieben dramatisch dargestellt. Sie und ihr Leiden gibt es wirklich. Und sie ist kein Einzelfall.

Während Männer für ihre Schmerzen, zugezogen in der Kletterwand oder auf dem Fußballplatz, fast heldenhaft verehrt oder zumindest ergiebig bemitleidet werden, sind Frauen seit jeher dazu verdonnert, still und leise zu leiden. Sie werden zu häufig nicht ernst genommen und ihre Schmerzen heruntergespielt, es wird ihnen viel zu oft nicht geholfen.

„Unter Schmerzen sollst du gebären"

Frauen wird seit eh und je beigebracht, dass sie Schmerzen hin- und annehmen müssen. Das geht weit in die Geschichte zurück. Schon in der Bibel steht: Unter Schmerzen sollst du gebären. Diese Überlieferungen spielen bis heute eine Rolle und werden von einer Generation zur nächsten, von Müttern an die Töchter und von Tanten an die Nichten weitergegeben. Es wird die gute alte Wärmflasche bemüht oder der Tee mit dem Heilkraut, der schon der Oma geholfen hat. Sind die Schmerzen sehr schlimm und sprechen auf diese gut gemeinten therapeutischen Ratschläge nicht an, wird recht schnell von Hysterie geredet. Oder von chronischem Jammern. Die Schmerzen bei der Regelblutung, die habe ja jede Frau, heißt es dann oft und gerne. Die Mutter, die Schwester, die Nachbarin, die Frau an der Supermarktkasse – bei allen ist es kein Problem. Nur du kommst damit nicht zurecht!

So kommt es, dass die Schmerzen zur Kopfsache gemacht werden. Wer „mit diesem bisschen Weh“ nicht zurechtkomme, habe kein körperliches Problem, sondern eher eine angeschlagene Psyche. Einmal in diese Schublade gesteckt, geht es dort nur schwer wieder heraus. Je öfter die betroffene Frau ihre Schmerzen und ihre Beschwerden mitzuteilen versucht, desto seltener stößt sie auf offene Ohren. Mit ihrem vermeintlich übertriebenen Gejammere über Symptome, die augenscheinlich jede Frau – außer sie – für erträglich hält, nervt sie. Ihr wird ihre Wahrnehmung nicht mehr geglaubt. Und noch schlimmer: Schon bald beginnt sie, selbst daran zu zweifeln.

Beschwichtigen, herunterspielen, auf die Psyche schieben

In der Psychologie gibt es dafür einen Begriff: Gaslighting. Er bezeichnet eine Form der psychischen Manipulation. Der Name geht auf das Theaterstück „Gas Light“ aus dem Jahre 1938 zurück, in dem ein Mann versucht, seine Frau gezielt in den Wahnsinn zu treiben, um an ihr Erbe zu kommen. Berühmt wurde die Verfilmung „Das Haus der Lady Alquist“ im Jahr 1944 mit Ingrid Bergman als Paula Alquist, die dafür auch den Oscar bekam. Paulas Selbstwahrnehmung wird von ihrem Mann Gregory bewusst und gezielt manipuliert: Schritte und Geräusche auf dem verschlossenen Dachboden, das altmodische Gaslicht, das flackert und schließlich nur mehr gedimmt leuchtet, ein Bild, das plötzlich nicht mehr an seinem Platz hängt – von all dem will Gregory nichts bemerken, tut es als pure Einbildung seiner Frau ab. Und die zweifelt zunehmend an ihrem Verstand, geht kaum mehr aus dem Haus, zieht sich komplett zurück. Auf diese Weise gelingt es ihm, aus der lebenslustigen Paula eine verstörte und verängstigte Bettlägerige zu machen, die sich schließlich selbst für psychisch krank hält.

Gaslighting ist eine perfide Methode, um Menschen an den Rand des Wahnsinns zu bringen, sie zu desorientieren, zu verunsichern und in ihrem Realitätsbewusstsein und ihrer Selbstwahrnehmung zu beeinträchtigen. Im Fall von Endometriose geschieht dies, indem die Wahrnehmung der Betroffenen, nämlich ihre extremen, über das Normale hinausgehenden Schmerzen nicht ernst genommen, herabgespielt, bagatellisiert und ins Psychische geschoben werden. Auf diese Weise verfestigt das Umfeld den Eindruck: Mit dir stimmt etwas nicht – aber nicht körperlich, sondern psychisch!

Das Umfeld umfasst dabei nicht nur Familie, Freunde, Lehrer, Arbeitgeber und Arbeitskollegen, sondern häufig auch Ärztinnen und Ärzte. Wenn auch sie ständig beschwichtigen und die Beschwerden ihrer Patientinnen nicht ernst nehmen und herunterspielen, spricht man von „Medical Gaslighting". Auch das medizinische Fachpersonal trägt folglich oft dazu bei, dass die Frauen an ihrer eigenen Wahrnehmung zweifeln.

Häufig werden zunächst verschiedene Diagnosen gestellt, die jedoch nichts mit dem eigentlichen Problem zu tun haben. Entsprechend bleiben die verschriebenen Therapien wirkungslos oder helfen nur wenig. Mit jeder erfolglosen Behandlung wächst der Frust – sowohl bei der Patientin als auch bei den behandelnden Ärztinnen und Ärzten. Das sogenannte Ärzte-Hopping beginnt: Die Patientin wechselt – verständlicherweise – öfter die Praxis, worüber man dort in den allermeisten Fällen nicht unglücklich ist. Die Frau aber bleibt ohne richtige Diagnose und hilfreiche Therapie. Der Schluss für die Ärztinnen und Ärzte ist meist naheliegend: Die Frau hat kein körperliches, sondern ein psychisches oder bestenfalls ein psychosomatisches Problem. So geraten die korrekte Diagnose und eine wirksame Therapie in immer weitere Ferne. Und bei der Frau verstärkt sich das Gefühl, sich alles nur einzubilden, selbstmitleidig und melodramatisch zu sein. Sie igelt sich ein, zieht sich zurück, schlittert im schlimmsten Fall in eine Depression. Der Teufelskreis – neuer Arzt, keine richtige Diagnose, keine oder die falsche Therapie, die Enttäuschung über das Weiterbestehen der Schmerzen, die Vertröstung durch die Mediziner, Selbstbeschuldigungen, Isolation, Depression, erneuter Wechsel des Arztes – dreht sich immer schneller.

Das Chamäleon der Gynäkologie

Viele Frauen, die unter Endometriose leiden, wurden auch deshalb abgewimmelt und beschwichtigt, weil die Krankheit lange Zeit zu wenig bekannt und auch in der Ausbildung der Ärztinnen und Ärzte kein Thema war. In der Medizin war jahrzehnte-, wenn nicht jahrhundertelang, der männliche Patient die Norm, gewissermaßen der Prototyp. Medikamente wurden an Männern getestet, Studien mit Männern durchgeführt, Leitlinien von Männern geschrieben. Alles, was dem Mann helfen konnte, musste auch für die Frau gut gehen.

Einzig die Geburtshilfe war von alters her ein wichtiger Bereich in der Medizin, der zwangsläufig nur die Frau im Blick hatte. Allerdings nicht ohne männlichen Hintergedanken. Schließlich ging es dabei über Jahrhunderte primär um den gesunden Nachwuchs, die Sicherung der Erbfolge, die Weitergabe der Gene und die Bereitstellung von Arbeitskraft und Soldaten. Hier sollte nichts dem Zufall oder dem Schicksal überlassen werden. Allerdings war die wissenschaftliche Auseinandersetzung mit der Geburtsmedizin ausschließlich Männern überlassen, die sich über eine sehr lange Zeit keineswegs mit Ruhm bekleckert haben. Bis weit ins 19. Jahrhundert starben – zum Beispiel in Wien – in ärztlich geleiteten Kliniken deutlich mehr Frauen an Kindbettfieber als in den von Hebammen geführten Geburtshäusern.

Ich wage die Behauptung, dass Endometriose früher auf der medizinischen Agenda gelandet wäre, hätte man damals schon gewusst, dass diese Krankheit auch erhebliche Auswirkungen auf die Fruchtbarkeit haben kann.

Mittlerweile ist Endometriose aber im klinischen Alltag angekommen. Dass Frauen häufig trotzdem noch viele Jahre warten müssen, bis sie die richtige Diagnose erhalten, ist vielleicht erklärbar, wenngleich nicht entschuldbar, dass es sich dabei um eine in ihrem klinischen Erscheinungsbild extrem uneinheitliche, oft verwirrend komplexe, chronische Krankheit handelt, die uns Ärztinnen und Ärzte mitunter an die Grenzen unserer diagnostischen und therapeutischen Möglichkeiten bringen kann. Nicht von ungefähr wird vom Chamäleon der gynäkologischen Erkrankungen gesprochen.

Der Idealfall für einen Mediziner ist der Patient mit dem gebrochenen Arm. Der wird eingegipst und nach maximal vier Wochen ist alles gut. Eine Win-win-Situation: Der Patient ist glücklich und der Arzt sowieso, weil er sich bestätigt fühlt und helfen konnte. Medizinerinnen und Mediziner sind auch nur Menschen. Kommt aber ein Patient oder eine Patientin immer mit demselben Problem, weil nichts hilft und nicht einmal die Diagnose eindeutig gestellt werden kann, wird das auf medizinischer Seite mitunter als Misserfolg angesehen. Ich vergleiche das gern mit dem Fußballer beim Elfmeter, der den Druck verspürt zu treffen. Auch auf dem Arzt und der Ärztin lastet ein Druck, nämlich zu heilen oder zumindest zu helfen. Gelingt das nicht, kommen unter Umständen auch sie in Versuchung, die Probleme der Patientin auf die Psyche zu schieben. Die Verantwortung für den Heilungserfolg wird weitergereicht oder – im schlimmsten Fall – vollständig der Patientin überlassen. Dass sich Endometriose auch auf die Psyche schlägt, ist nicht verwunderlich. Immerhin greift die Krankheit in alle Lebensbereiche einer Frau ein und beeinflusst ihre Lebensqualität, ihr Privat- und Berufsleben einschneidend. Das geht an niemandem spurlos vorbei.

(K)ein Leben mit chronischen Schmerzen

Ein Leben mit starken, chronischen Schmerzen, wie sie bei Endometriose typisch sind, kann sich jemand, der dieses Leiden nicht hat, nicht vorstellen. Sie sind schwer beschreibbar und vermittelbar. Endometriose, das ist nicht nur das mehr oder weniger starke Ziehen rund um die Regelblutung, es sind häufig unerträgliche Unterleibsschmerzen, die zunächst zyklisch, im weiteren Verlauf aber auch unabhängig von der Regelblutung auftreten können. Dazu kommen oft Schmerzen beim Stuhlgang, beim Wasserlassen oder beim Geschlechtsverkehr. Die Schmerzen können sich sowohl im Hinblick auf den Zeitpunkt ihres Auftretens als auch auf ihre Qualität verändern. Sie können ausstrahlen, wandern, krampfartig oder dumpf sein. Sie können zum Dauerschmerz werden, der immer da und fast überall ist.

Viele Frauen erleben die Beeinträchtigung durch die Schmerzen als Kontrollverlust über ihren Körper. An Arbeit ist tagelang nicht zu denken, oft nicht einmal ans Aufstehen. Manche verbrennen sich mit der heißen Wärmflasche regelrecht den Bauch und empfinden diesen Schmerz erträglicher als die Endometriose-Schmerzen. Das sagt alles.

Chronischer Schmerz, auf dessen Entstehung wir noch eingehen werden, wirkt sich auf mehreren Ebenen aus. Zum einen verursacht er eine

Müdigkeit, die mit einmal Durchschlafen nicht vergeht. Der Körper muss dauerhaft jede Menge Energie aufbringen, um den Schmerz zu verarbeiten. Die Folge ist eine bleierne Müdigkeit, eine tiefe Kraftlosigkeit und schwere Erschöpfung – die Fatigue bzw. das Chronische Erschöpfungssyndrom, das es nicht erst seit Covid-19 gibt.

Zum anderen schlagen chronische Schmerzen auch auf die Psyche: Erhöhte Anspannung, Angst und Stress sind Gefühle, die viele Schmerzpatienten kennen und aus denen sich häufig eine Depression, Angststörungen oder Belastungsstörungen entwickeln.

Wer vor Schmerzen kaum stehen kann, fehlt bei der Arbeit, muss Verabredungen mit Freunden absagen und hat keine Lust auf körperliche Nähe im Allgemeinen und Sex im Speziellen. Die Folge sind Minderwertigkeitsgefühle. „Alle anderen können, dürfen und wollen, nur ich kann wieder nicht." Natürlich macht das traurig, melancholisch, depressiv und mitunter auch aggressiv.

Selbst schmerzfreie Tage sind kein Genuss – die Frau weiß, dass die Stunden gezählt sind und die Krämpfe wiederkommen. Und das geht nicht nur ein paar Monate oder einen Sommer lang so, sondern schon seit Jahren – ohne Aussicht auf ein Ende. Wenn das nicht auf die Psyche schlägt, was dann?

Vom Krankheitsgewinn zur Zumutung

Es klingt vielleicht paradox, aber eine Krankheit kann auch Vorteile haben: Der oder die Kranke erfährt emotionale und soziale Zuwendung, umgehend schließt sich ein sozialer Kreis um ihn bzw. sie. Schon das Kleinkind, das fiebert, wird von seiner Mutter geherzt, umsorgt und auf Händen getragen. Wer sich beim Sport den Fuß bricht, wird zum

Helden in der Klasse und mit Autogrammen auf dem Gips getröstet. Man spricht vom sogenannten Krankheitsgewinn.

Bei chronisch Kranken ist es mit der Zuwendung und dem Mitgefühl schnell vorbei. Wer ständig krank ist, jammert und nicht kann, wird anstrengend, lästig und für sein Umfeld nicht mehr zumutbar mit dieser Dauer-Insuffizienz. Viele Patientinnen mit Endometriose kennen das. Sie werden sozial zunehmend inkompatibler. Sie funktionieren im sozialen Gefüge nicht wie schmerzfreie Menschen. Wer ständig ausfällt, weil es irgendwo wehtut, stößt bald auf Unverständnis. Das beginnt schon früh: Die Jugendliche, die während ihrer Regelblutung kaum aus dem Bett kommt, fehlt in der Schule, sitzt im Turnunterricht auf der Bank, muss beim Maiausflug absagen, kann bei Prüfungen nicht antreten. Ebenso früh beginnt der Druck von außen: Die Eltern schimpfen, weil „das normal ist und zur Regel dazugehört". Zumindest die Mutter weiß, wovon sie spricht und dass auch sie sich „nicht so anstellt". Die Turnlehrer lassen keine „Ausrede" gelten und dulden keine „Faulheit", später an der Uni wollen Professorinnen und Professoren den Prüfungstermin nicht verschieben, und am Arbeitsplatz steht die Frau auf Dauer auch nicht gut da, wenn sie ständig fehlt. Selbst das Verständnis der Freundinnen und Freunde ist begrenzt: Einmal den Ausflug an den Badesee, das gemütliche Abendessen oder die Bergtour abzusagen, ist okay, beim zweiten Mal wird eine Erklärung fällig, beim dritten Mal kommt schon keine Einladung mehr.

Schmerzen und Frust statt Vergnügen und Lust

Endometriose wirkt sich unweigerlich auf eine Partnerschaft aus und beeinflusst ein erfülltes Sexualleben. Die ständigen Schmerzen und Probleme im Unterleib erschweren die Entwicklung eines sexuellen Selbstbewusstseins, das Teil einer jeden Identität ist und mit der eigenen Körperwahrnehmung und einem positiven Selbstbild einhergeht. Das Erleben von Sexualität, in welcher Form auch immer, gehört zum psychophysischen Wohlbefinden, es beeinflusst, wie vieles andere auch, die körperliche und geistige Gesundheit.

Wenn Sexualität immer oder sehr häufig mit Schmerzen verbunden ist, sind ein Lustgewinn und ein Ausleben von Intimität und sexuellem Verlangen nur schwer möglich – für beide Partner. Schon allein aufgrund der chronischen Schmerzen und häufigen Blutungsstörungen ist bei der betroffenen Frau der Wunsch nach körperlicher Nähe und Sex sehr oft nicht groß. Auch der Geschlechtsverkehr selbst ist für Frauen mit Endometriose selten ein Vergnügen, sondern oft eine zusätzliche Qual. Das liegt zum einen daran, dass Endometriose-Herde in den Geschlechtsorganen berührungsempfindlich sind, zum anderen können entzündetes Gewebe, Verwachsungen und Verspannungen zu Schmerzen beim Sex führen.

Statistisch ist jede zweite Endometriose-Patientin von Dyspareunie betroffen. Dabei handelt es sich um eine sexuelle Funktionsstörung, die von brennenden oder krampfartigen Schmerzen im Genital-, Becken- und Bauchbereich während oder nach dem Geschlechtsverkehr gekennzeichnet ist. Dass viele Frauen unter diesen Umständen keine Lust haben, leuchtet ein. Unter normalen Umständen auch dem Mann, der dem Ganzen meist ziemlich hilflos gegenübersteht. Auch das belastet eine Frau: Sie fühlt sich unter Druck, den Erwartungen zu entsprechen, hat Schuldgefühle ihrem Partner gegenüber, weil sie Enttäuschung und Frustration spürt, und nimmt mitunter auch stillschweigend Schmerzen in Kauf, aus Angst, ihren Partner abzuweisen. Oder weil sie sich ein Kind wünscht.

Der unerfüllte Kinderwunsch

Dass es mit einer Schwangerschaft häufig nicht klappt, ist eine zusätzliche und häufig schwere Belastung für die Frau und die Paarbeziehung. Es ist tatsächlich so, dass Frauen mit Endometriose häufiger unter unerfülltem Kinderwunsch leiden als Frauen ohne Endometriose. Für eine ausbleibende Schwangerschaft fühlt sich deshalb in erster Linie die Frau verantwortlich – obwohl die Ursache auch beim Mann liegen kann. Das ist übrigens generell so, auch bei zwei gesunden Partnern.

Ein erträgliches Leben ist möglich

Das alles muss nicht sein. Uns Ärztinnen und Ärzten muss es ein Anliegen sein, Frauen aus diesem Irrgarten und aus ihrer Isolation zu holen. Ihr Leben hat sich oft schon zu lange in einer Abwärtsspirale nach unten bewegt. Es ist Zeit, dass es wieder nach oben geht.

Betroffene Frauen müssen in ihrem Selbstbewusstsein und in ihrer Selbstwahrnehmung gestärkt werden. Das gelingt nur, wenn sie endlich angehört und ernst genommen werden, wenn jemand die richtige Diagnose stellt und Hilfe anbietet. Nicht zu wissen, was los ist, woran man leidet, vergleiche ich gerne mit Skifahren im Nebel – und hier spreche ich aus Erfahrung. Man sieht die Hand vor den Augen nicht, im Einheitsgrau gibt es keine Orientierungspunkte, man wird schwindelig, fällt mitunter sogar um.

Der Weg aus diesem Nebelgrau, in dem sich viele Frauen mit Endometriose befinden, führt nur über die Diagnosestellung – wenn endlich jemand den Problemen einen Namen gibt. Das ist die Leuchtspur aus dem Nebel. Natürlich ist nicht von heute auf morgen alles hell und klar. Der Weg, der häufig viele Jahre lang nach unten ging, mit extremen

Schmerzen und Blutungen, sozialer Aus- und Abgrenzung sowie psychischen Begleiterscheinungen, muss auch wieder Schritt für Schritt nach oben gegangen werden. Das dauert. Aber der Moment, an dem sich die Richtung ändert, das ist der Zeitpunkt, an dem die Diagnose gestellt wird und die ersten Therapiemaßnahmen eingeleitet werden.

Für die meisten Frauen ist es eine immense Erleichterung, wenn sie hören, dass ihre Beschwerden einen Namen haben, es tatsächlich eine körperliche Ursache für ihre Schmerzen gibt, dass sie nicht verrückt sind, wie ihnen mehr und mehr vermittelt wurde. Ich erlebe viele Frauen, die in Tränen ausbrechen. Es ist ihnen sehr wohl bewusst, dass die diagnostizierte Krankheit keine einfache ist, aber trotzdem sind sie extrem erleichtert. In diesem Moment fällt der gesamte psychische Druck von ihnen, sie bekommen die Gewissheit, dass es nicht „nur eine Kopfsache" ist.

Die meisten Frauen, die ein jahreslanges Leiden hinter sich haben, erwarten gar nicht, dass alles eitel Sonnenschein wird. Sie verlangen nicht, keine Schmerzen mehr zu haben, sie wollen nur ein erträglicheres und selbstbestimmteres Leben haben. Beides ist möglich.

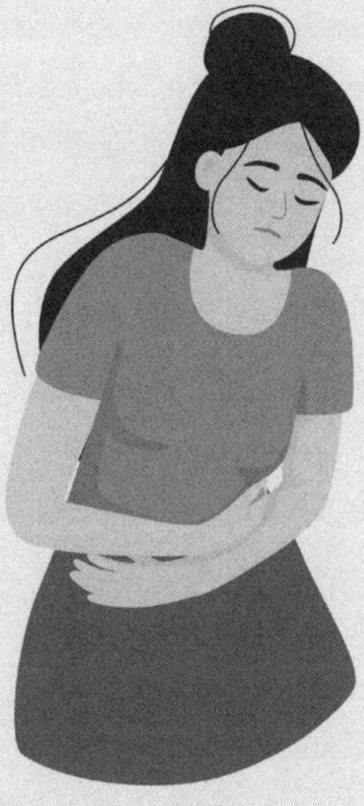

AUS MEINER PRAXIS

Claudia ist 27 Jahre alt, als sie wieder vor der Universität steht – so wie vor acht Jahren, als sie sich zum ersten Mal ins Architekturstudium eingeschrieben hat. Sie träumt davon, große Bauwerke zu planen und zu entwerfen, und freut sich, in den Hörsälen alles über Baustoffe, Statik und Tragwerkslehre zu erfahren. Doch so motiviert sie damals vor acht Jahren war, sie kommt nur langsam voran. Die Schmerzen jeden Monat, die sie schon seit Jahren kennt, werden immer schlimmer und dauern immer länger. Immer öfter fehlt sie bei Pflichtvorlesungen und kann die vorgeschriebenen Prüfungen nicht ablegen.

Irgendwann gibt sie auf und bricht das Studium ab. Sie igelt sich zu Hause ein, fühlt sich wie gefangen. Kein Studium, keine Arbeit, keine Perspektive. Die Schmerzen sind ihr ständiger Begleiter, ebenso die Verzweiflung. Viele Ärzte und Ärztinnen hat sie schon aufgesucht, niemand konnte ihr sagen, was mit ihr nicht stimmt. Sie gibt auf, die Suche nach Hilfe, ihre Träume, ihren Berufswunsch und den Glauben an ihren eigenen Körper.
Eines Tages sitzt sie in meiner Sprechstunde. Ich bin ihr empfohlen worden, sagt sie. Also hat sie sich wieder einmal aufgerafft, Hoffnung geschöpft, vielleicht doch noch eine Antwort und vor allem Hilfe zu finden. Sie beginnt zu erzählen, beschreibt ihre Schmerzen und führt aus, was alles nicht geholfen hat. Ich hake nach, untersuche sie und bin mir bald sicher: Es ist Endometriose. Der Name für ihr Leiden. Eine Erklärung für die verlorenen Jahre. Aber vor allem: eine Möglichkeit, etwas dagegen zu tun. Mit einer Kombination aus den richtigen Schmerzmedikamenten und einer hormonellen Therapie gewinnt sie Schritt für Schritt ihr Leben zurück. Die Schmerzen lassen nach. Die Hoffnung und die Träume kehren zurück.
Jetzt steht sie wieder vor der Universität, schreibt sich zum zweiten Mal ins Architekturstudium ein. Sie wird wieder im Hörsaal sitzen, Baupläne vor sich haben. Sie weiß, dass sie Zeit verloren hat – wertvolle Jahre, in denen sie ihrem Traum hätte näherkommen können. So wie ihre Kolleginnen und Kollegen von damals, die schon Gebäude entwerfen und auf Baustellen stehen. Aber Claudia weiß: Auch ihr Traum wird sich noch erfüllen. Und das ist es, was zählt.

TEURE SCHMERZEN: WAS ENDOMETRIOSE KOSTET

Endometriose ist mit einem schweren persönlichen Leiden und mit erheblichen Auswirkungen auf das Privat- und Berufsleben einer Patientin verbunden. Die Krankheit hat aber auch eine beachtenswerte sozioökonomische und wirtschaftliche Komponente, die zusätzlich die Notwendigkeit unterstreicht, in Aufklärung, frühzeitige Diagnose, richtige Therapien, umfassende Hilfen und in die Forschung zu investieren.

Knapp auf den Punkt gebracht: Endometriose kostet der Gesellschaft viele Milliarden. Wie alle chronischen Erkrankungen geht sie mit einem hohen Ressourcenverbrauch einher. Zum einen fallen direkte Kosten an. Das sind alle Ausgaben, die unmittelbar in Zusammenhang mit der Krankheit stehen, und Operationen, stationäre Aufenthalte, Medikamente, die psychische und physische Rehabilitation, die Verwaltungs- und Personalkosten im Gesundheitswesen sowie die Kosten für die bei Endometriose häufig notwendigen Kinderwunschbehandlungen beinhalten.

Mehr Fehltage, weniger Karrierechancen

Zum anderen müssen auch die indirekten Kosten mit einberechnet werden, die sich durch Arbeitsausfälle, reduzierte Arbeitsleistung und Karriereeinbußen ergeben und gerade bei Endometriose erheblich sind.

Im Unterschied zu anderen chronischen Erkrankungen, bei denen sich lebenseinschränkende Folgen oft erst in höherem Alter einstellen, wirkt sich Endometriose vor allem bei Frauen im Alter bis zu

40 Jahren besonders schwer aus. Es ist dies eine Lebensphase, die für die persönliche und berufliche Entwicklung entscheidend ist. Wer aber aufgrund ständiger Schmerzen und mehrfacher Krankhausaufenthalte bei der Arbeit oft fehlt, hat geringere Karrierechancen, muss Einkommensverluste hinnehmen und mitunter auch einen Berufsausstieg in Kauf nehmen.

Bei einer Umfrage der Endometriose-Vereinigung Deutschland e. V. im Jahr 2022 gaben vier von zehn Teilnehmerinnen an, dass sie aufgrund ihrer Symptome „stark oder sehr stark in ihrem Arbeitsalltag, in ihrer Leistungsfähigkeit und beim Ausführen berufsbezogener Tätigkeiten beeinträchtigt waren". Krankheitsspezifische Abwesenheitstage werden statistisch zwar nicht erhoben, aber man kann davon ausgehen, dass eine Frau mit heftigen Endometriose-Beschwerden an mindestens drei Tagen im Monat nicht arbeitsfähig ist und deshalb krankgeschrieben wird. Das sind mindestens 36 Fehltage im Jahr. Bei ansonsten durchschnittlich zehn bis 20 Fehltagen pro Jahr ist das mindestens doppelt so viel. Deshalb verwundert die Schätzung nicht, dass allein der wirtschaftliche Schaden, der durch die Arbeitsausfälle von Endometriose-Patientinnen in Europa jährlich anfällt, ungefähr 30 Milliarden Euro betragen dürfte. Diese Kosten kommen zu den direkten Krankheitskosten noch hinzu.

Das sind enorme Summen, die nicht erst in Zeiten von Arbeitskräftemangel hellhörig werden lassen sollten. Arbeitgebern, denen gesunde und produktive Mitarbeiterinnen und Mitarbeiter wichtig sind, sollte auch zu denken geben, dass – bei der genannten Umfrage der Endometriose-Vereinigung Deutschland e. V. – viele Betroffene angaben, ihre Erwerbstätigkeit rufe Endometriose-Symptome hervor oder verstärke sie sogar.

Arbeitsbedingungen verbessern

Es ist deshalb unumgänglich, dass auch Arbeitgeberinnen und Arbeitgeber für die Krankheit Endometriose sensibilisiert und darüber aufgeklärt werden. Das Arbeitsumfeld kann nämlich nicht nur Beschwerden verstärken, sondern auch die Symptome lindern und die Leistungsfähigkeit der Frau damit erhöhen. Ein relativ einfaches und schnell umsetzbares Beispiel sind höhenverstellbare Schreibtische. Sie ermöglichen es den Frauen, zwischendurch im Stehen zu arbeiten und die Beckenmuskulatur auf diese Weise zu entspannen. Generell sollten Stühle so ausgerichtet sein, dass sie ein möglichst entspanntes Sitzen zulassen.

Sehr hilfreich für Endometriose-Patientinnen sind flexible Arbeitszeitmodelle. Dazu gehört die Möglichkeit, von zu Hause aus zu arbeiten – was zumindest seit der Corona-Pandemie in vielen Büroberufen durchaus praktikabel sein sollte. Auch die Möglichkeit, in Zeiten mit starken Beschwerden weniger zu arbeiten und diese Stunden an anderen Tagen nachzuholen, kann vielen Frauen entgegenkommen.

Generell berichten Frauen, dass das Wissen und das Verständnis der Kolleginnen und Kollegen, aber auch der Vorgesetzten ihre Arbeitsbedingungen und entsprechend auch ihre persönliche Leistungsfähigkeit positiv beeinflussen. Zu einem betrieblichen Gesundheitsmanagement gehört deshalb auch die Unterstützung bei Arztbesuchen und Therapien sowie ein ganzheitliches Gesundheits-Coaching. Davon profitieren nicht nur die chronisch kranke Mitarbeiterin, sondern die gesamte Firma und auch die Chefs. Denn, was man nicht vergessen darf: Endometriose betrifft nicht nur eine Frau unter vielen, sondern immerhin mehr als jede zehnte Frau und damit auch Arbeitnehmerin.

Der Urlaub, der keiner ist

In diesem Zusammenhang auch ein paar Gedanken zum viel diskutierten „Menstruationsurlaub". Spanien war das erste Land in Europa, das einen solchen Anspruch gesetzlich verankert hat. Frauen mit starken Regelbeschwerden können mehrere Tage im Monat entschuldigt und damit bezahlt der Arbeit fernbleiben. Das ist allerdings vor dem Hintergrund zu sehen, dass in Spanien in den meisten Bereichen und sofern nicht anderweitige Zusatzregelungen getroffen werden, für die ersten drei Tage der Arbeitsunfähigkeit kein Lohnanspruch besteht. Krankengeld wird dort also in der Regel erst ab dem vierten Krankheitstag bezahlt und nicht in vollem Lohnumfang.

Ich finde den Begriff „Urlaub" in diesem Zusammenhang unpassend, da diese Tage für die meisten Frauen alles andere als erholsam sind – oft verbringen sie sie mit Schmerzen im Bett. Wie man diese Tage auch nennt, prinzipiell halte ich gesetzlich verankerte Freistellungen von der Arbeit, die sich allein auf die Diagnose einer Erkrankung beziehen, im Einzelfall auch ganz unabhängig von vorliegenden Symptomen, nicht unbedingt für zielführend. Sie bergen die Gefahr von Stigmatisierung und Diskriminierung: Frauen fürchten, als weniger leistungsfähig wahrgenommen zu werden, wenn sie solche Freistellungen in Anspruch nehmen. Diese Sorge ist nicht unbegründet – schließlich liegt es noch nicht lange zurück (und ist teils noch Realität), dass Frauen im Berufsleben benachteiligt wurden, weil Arbeitgeber befürchteten, sie könnten wegen einer Schwangerschaft ausfallen. Gesetzliche Freistellungen könnten daher paradoxerweise eher Nachteile mit sich bringen, indem sie das Arbeitsklima für betroffene Frauen verschlechtern. Der Ansatzpunkt muss ein anderer sein: Den betroffenen Frauen muss eine entsprechend gute medizinische

Betreuung angeboten werden. Wenn keine oder nur mehr geringe Schmerzen während der Regelblutung auftreten, ist das Problem zum wirklichen Vorteil der Frauen einer Lösung nähergebracht.

Abschließend zu diesem Thema: Von Endometriose sind nicht nur die Erkrankten selbst, sondern durch die Auswirkungen der Krankheit häufig auch ihr Umfeld und die Gesellschaft betroffen. Das unterstreicht einmal mehr, dass es wichtig ist, die Krankheit ernst zu nehmen und alles zu unternehmen, um eine frühzeitige Diagnostik und eine angemessene Therapie herbeizuführen. Auch die Forschung ist in der Pflicht, an besseren Diagnose- und Therapiemöglichkeiten zu arbeiten.

Was ist Endometriose und woher kommt sie?

Endometriose betrifft laut Schätzungen zehn bis 15 Prozent der Frauen im gebärfähigen Alter und ist damit eine der häufigsten gynäkologischen Erkrankungen. Die Unterleibserkrankung ist gutartig, nur in seltenen Fällen kann sie zu einer bösartigen Gewebe- oder Zellveränderung führen. Endometriose ist jedoch eine chronische Erkrankung, die also lang andauert und häufig fortschreitet. Sie ist zwar nicht heilbar, aber gut behandelbar.

Der Name der Krankheit leitet sich von „Endometrium" ab, der medizinischen Bezeichnung für die in der Gebärmutterhöhle liegende Schleimhaut. Diese unterliegt während der fruchtbaren Jahre monatlich wiederkehrenden Veränderungen, die von Hormonen gesteuert werden. Auch die Endometriose ist hormon- und zyklusabhängig, weshalb das Wissen um den Monatszyklus grundlegend für das Verständnis der Krankheit ist. Beginnen wir also zunächst damit.

DER MONATSZYKLUS DER FRAU

Die fruchtbaren Jahre einer Frau erstrecken sich von der ersten Regelblutung (Menarche) bis zur letzten (Menopause) und reichen somit vom Teenageralter bis ungefähr zum 50. Lebensjahr. Während dieser Zeit durchläuft der Körper einen monatlichen Zyklus aus Aufbau, Umbau und Abbau der Gebärmutterschleimhaut, um sich jeden Monat aufs Neue auf eine mögliche Schwangerschaft vorzubereiten. Dieser Zyklus wird von Hormonen gesteuert. Dabei handelt es sich um chemische Botenstoffe, ohne die in unserem Körper praktisch gar nichts laufen würde. Sie übermitteln Informationen zwischen Zellen und

Organen, regeln Energie- und Wasserhaushalt, Wachstum, Atmung, Stoffwechsel und Körpertemperatur und entscheiden darüber, wie wir uns fühlen und verhalten.

Auch Geschlechtsreife und Fortpflanzung sind einem fein abgestimmten Zusammenspiel mehrerer Hormone unterworfen. Dieses nimmt seinen Anfang im Hypothalamus, einem Teil des Zwischenhirns, das unter anderem Atmung, Kreislauf, Körpertemperatur und Nahrungsaufnahme reguliert. Dort wird ab der Pubertät das Gonadotropin-Releasing-Hormon, kurz GnRH, gebildet. Es wird pulsatil, also alle 90 bis 120 Minuten, ausgeschüttet und bewirkt in der Hypophyse, der Hirnanhangsdrüse, die Freisetzung der Fruchtbarkeitshormone FSH (Follikelstimulierendes Hormon) und LH (Luteinisierendes Hormon). Übrigens funktioniert dieser Prozess beim Mann ähnlich: LH regt in den Hoden die Produktion von Testosteron an, während FSH die Spermienreifung fördert.

Bei der Frau gelangt das FSH mit dem Blut zu den Eierstöcken. Dort befinden sich bei der Geburt etwa ein, zwei Millionen, die sich bis zum Eintritt in die Pubertät auf immerhin noch 300.000 bis 400.000 Eizellen reduzieren. Das reicht locker für die nächsten 30 bis 40 Jahre. Bei der Frau werden nach der Geburt nämlich keine Eizellen mehr gebildet. Die ovarielle Reserve, also der Vorrat an Eizellen in den beiden Eierstöcken, wird im Mutterleib bis zur Geburt angelegt und nimmt dann im Laufe der Jahre kontinuierlich ab. Männer hingegen produzieren von der Pubertät bis ins hohe Alter ununterbrochen Spermien.

Die unreifen Eizellen sind im Eierstock von den sogenannten Follikeln umhüllt. Das FSH stimuliert diese Follikel – daher der Name Follikelstimulierendes Hormon – und regt sie zur Reifung der Eizellen an.

Gleichzeitig wird in den Follikeln das Hormon Östrogen gebildet, das die Gebärmutter auf eine mögliche Einnistung einer befruchteten Eizelle vorbereitet: Unter Östrogeneinfluss baut sich das Endometrium, die Gebärmutterschleimhaut, auf und wird dicker.

Ist die Eizellreifung in Gang gesetzt, sinkt die FSH-Konzentration im Blut wieder. Von den 20 bis 25 Follikeln, die in jedem Monatszyklus heranreifen, setzt sich nur eines durch. Es wächst weiter, während alle anderen absterben. Dieser eine Follikel produziert weiter Östrogen, dessen Konzentration im Blut ansteigt und den Aufbau der Gebärmutterschleimhaut weiter stimuliert. Die Medizin nennt das die Follikelreifungsphase.

Die Hypophyse hat alles unter Kontrolle: Sobald die richtige Östrogenkonzentration im Blut erreicht ist, schüttet die Hypophyse das Luteinisierende Hormon (LH) aus, das den Eisprung auslöst: Der eine verbliebene Follikel öffnet sich und entlässt eine reife Eizelle in den Eileiter. Diese ist nun etwa 24 Stunden lang befruchtungsfähig.

Nach dem Eisprung wandelt sich der Follikel in den Gelbkörper um – die sogenannte Gelbkörperphase beginnt. Dieser bildet Progesteron (auch Gelbkörperhormon genannt) und in geringen Mengen auch Östrogen. Gleichzeitig wird die Freisetzung von GnRH durch den Hypothalamus und von FSH und LH durch die Hypophyse gedrosselt. Das Progesteron sorgt dafür, dass sich die Gebärmutterschleimhaut jetzt weiter umwandelt, um für den Embryo empfänglich zu werden. Wird die Eizelle innerhalb von 24 Stunden befruchtet, wandert sie – während die ersten Zellteilungen stattfinden – etwa sechs Tage lang durch den Eileiter in die Gebärmutter, wo sich der ganz frühe Embryo in die vorbereitete Schleimhaut einnistet. In diesem Fall bleibt der

Gelbkörper erhalten und bildet weiterhin Progesteron, das nun die Aufgabe hat, die Schwangerschaft aufrechtzuerhalten. Ab dem dritten Schwangerschaftsmonat übernimmt diese Aufgabe vollständig die Plazenta.

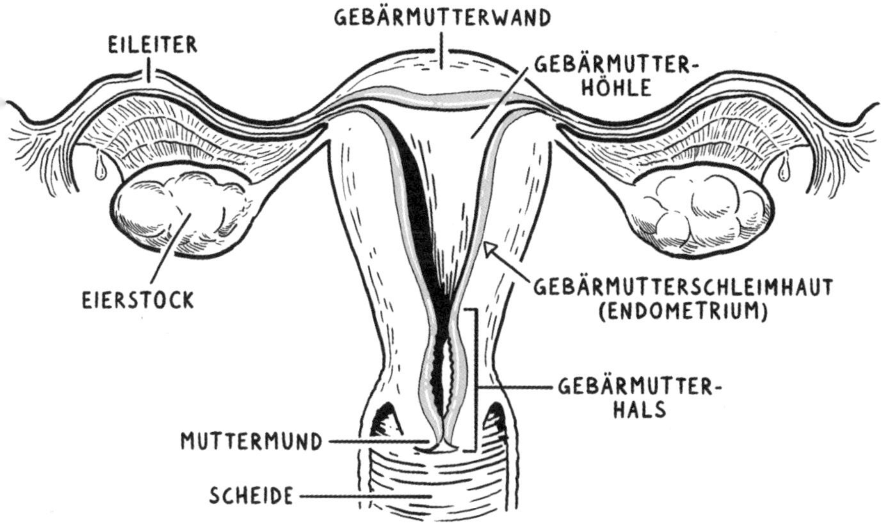

Trifft die Eizelle im Eileiter auf keine Spermien, stirbt sie ab. Dann bildet sich der Gelbkörper zurück und die Konzentrationen von Progesteron und Östrogen im Blut fallen rapide ab. Dies führt zur Monatsblutung, bei der die Gebärmutterschleimhaut abgestoßen wird. Blut, Zellen, Gewebe, Gefäße und die unbefruchtete Eizelle fließen über die Scheide aus dem Körper. Hierbei spielen Botenstoffe wie Prostaglandine eine Rolle. Sie bewirken, dass sich die Gebärmuttermuskulatur zusammenzieht, um die Schleimhautabstoßung zu unterstützen. Das führt zu den teils krampfartigen Schmerzen, unter denen viele Frauen rund um die Regelblutung leiden. In einem bestimmten Rahmen sind diese Schmerzen also natürlich und normal. Wobei manche Frauen so gut wie gar nichts verspüren und andere – wie Endometriose-Patientinnen – unter unsagbar starken Krämpfen leiden.

Auch auf hormoneller Ebene passiert zu diesem Zeitpunkt viel: Die Blockade von GnRH, FSH und LH wird nach der Gelbkörperphase gelöst – der Zyklus beginnt von vorne.

Das klingt alles ziemlich verwirrend? Glauben Sie mir, nicht nur für Sie. Sie müssen sich das auch nicht alles merken. Diese Vorgänge sind aber Ausdruck eines höchst komplexen Zusammenspiels, das sich jeden Monat im weiblichen Körper wiederholt. Hat eine Frau also einen regelmäßigen Zyklus von etwa 28 Tagen, dann läuft ungemein

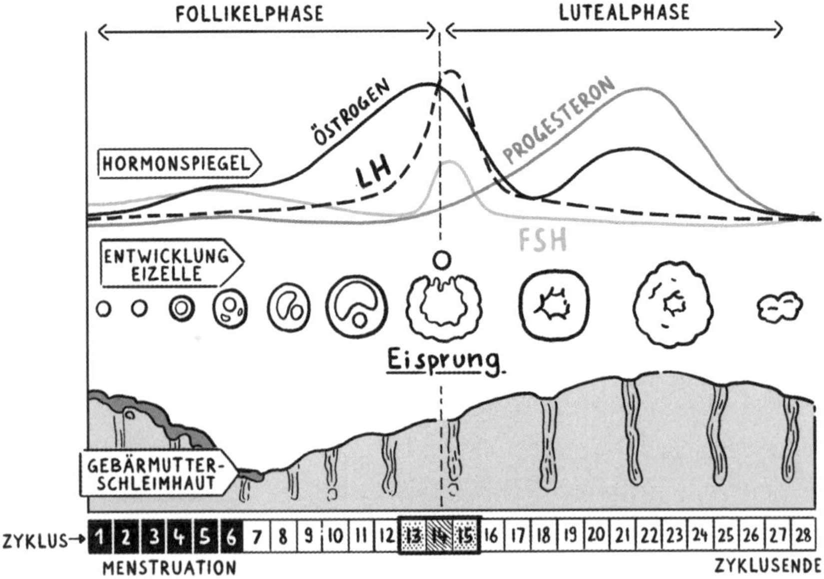

viel in ihrem Körper genau richtig ab. Und das mit einer erstaunlichen Ausdauer: Immerhin durchläuft eine Frau, sofern sie nie schwanger wird und auch nicht die Pille nimmt, in den durchschnittlich 35 fruchtbaren Jahren sage und schreibe über 400 solcher Monatszyklen. Beeindruckend! Dies erfordert nicht nur eine präzise hormonelle Steuerung, sondern verlangt dem Körper auch jede Menge Energie ab. Allen voran der Gebärmutter, die 400-mal ihre Schleimhaut aufbaut, um sich für eine befruchtete Eizelle vorzubereiten, und sie ebenso oft – bei ausbleibender Befruchtung – wieder abbaut und unter gehöriger Kraftanstrengung abstößt.

Gut zu wissen

Die drei Phasen des weiblichen Zyklus im Überblick

Die **Follikelphase** beginnt am ersten Tag der Regelblutung und dauert etwa 14 Tage. In dieser Zeit wird die Gebärmutterschleimhaut, die sich zuvor vergeblich auf eine befruchtete Eizelle vorbereitet hat, abgebaut und ausgeschieden. Dabei werden 60 bis 80 Milliliter Blut und Gewebereste über die Scheide aus dem Körper transportiert. Gleichzeitig reifen unter dem Einfluss des Hormons FSH in den Follikeln die Eizellen heran.

Mehr oder weniger genau am 14. Tag des Zyklus beginnt die **Ovulationsphase**, der sogenannte Eisprung. Eine der herangereiften Eizellen wird aus dem Follikel entlassen und ist nun für 24 Stunden befruchtungsfähig.

Auf die Ovulation folgt die **Lutealphase** (auch Gelbkörperphase), die zwölf bis 14 Tage andauert. In dieser Phase kann sich eine befruchtete Eizelle in die umgewandelte Gebärmutterschleimhaut einnisten. Findet keine Befruchtung und keine Einnistung statt, wird die Schleimhaut abgebaut und mit der nächsten Regelblutung ausgeschieden.

Wie verändert die Pille den Zyklus?

Je nach Zusammensetzung verhindert die Pille auf mehrfache Weise eine Schwangerschaft. Sie bietet deshalb eine hohe Verhütungssicherheit.

Ist von der „Pille" die Rede, dann ist meist eine Kombi-Pille gemeint, die einen östrogenhaltigen Wirkstoff und ein Gestagen enthält. Diese Hormone sorgen für einen stabileren Hormonspiegel. Dabei hemmen sie gezielt die beiden Schlüsselhormone des weiblichen Zyklus:

- Die Ausschüttung des **Follikelstimulierenden Hormons (FSH)** wird unterdrückt, sodass keine Follikel heranreifen.
- Die Freisetzung des **Luteinisierenden Hormons (LH)** wird blockiert, wodurch der Eisprung ausbleibt.

Außerdem verdickt das Gestagen den Schleim im Gebärmutterhals (Zervixschleim), der für Spermien schwer durchdringlich wird. Und schließlich verhindert die Pille die Ausschüttung des Progesterons, sodass sich die Gebärmutterschleimhaut nicht umwandelt und sich eine befruchtete Eizelle dort nicht einnisten kann.

Wird die Pille ohne Unterbrechung eingenommen, verhindert die kontinuierliche Hormonzufuhr den zyklischen Auf- und Abbau der Gebärmutterschleimhaut. Deshalb bleibt die Blutung aus. Im Unterschied dazu setzt bei einer Einnahme der Pille mit siebentägiger Pause eine sogenannte Abbruchblutung ein.

Neben den Kombi-Pillen gibt es auch reine Gestagenpillen, die den Östrogenspiegel senken. Sie wirken ebenfalls, indem sie den Auf- und

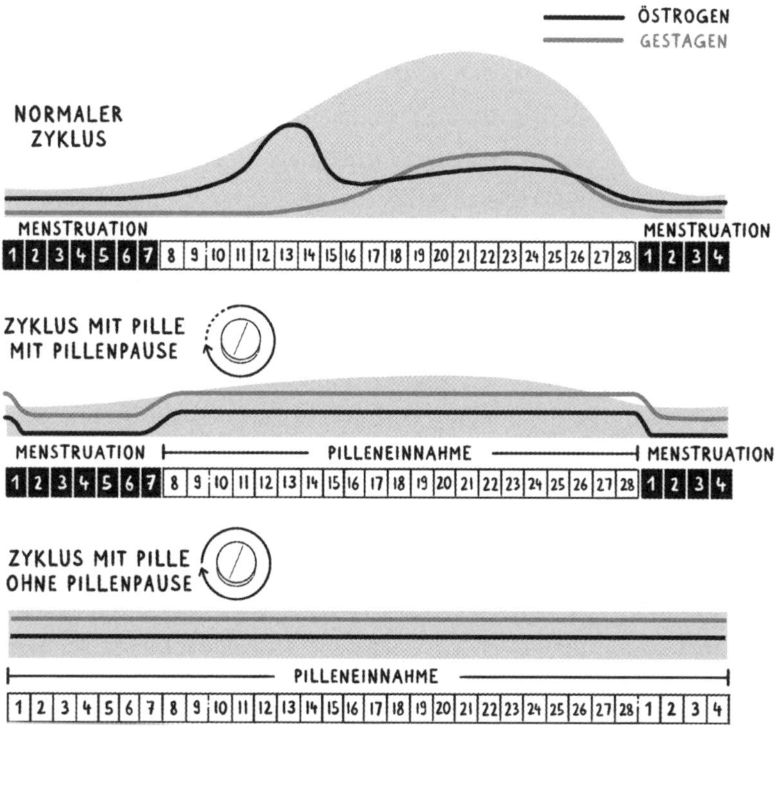

Abbau der Gebärmutterschleimhaut verhindern. Auch in diesem Fall setzt keine zyklische Blutung ein.

Nach dem kurzen Ausflug in die Welt der Hormone und des weiblichen Menstruationszyklus geht es nun wieder zurück zur Endometriose.

VERIRRTE ZELLEN

Der Monatszyklus und seine Auswirkungen auf die Gebärmutter spielen eine zentrale Rolle beim Verständnis der Endometriose. Einfach gesagt, siedelt sich bei dieser Krankheit Gewebe, das der Gebärmutterschleimhaut (Endometrium) ähnelt, außerhalb der Gebärmutterhöhle an – also an Orten, an denen es nicht hingehört. Diese Endometriose-Herde können sich überall im Körper befinden: am häufigsten an den Eierstöcken, an den Eileitern und am Bauchfell, etwas weniger häufig im gesamten Bauchraum, in der Bauchwand, in der Scheide, im Douglas-Raum (Bereich zwischen Gebärmutter und Darm), im Darm, in den Harnleitern und der Harnblase und in sehr seltenen Fällen auch in weiter entfernten Organen wie der Lunge, dem Gehirn.

Das Problem dabei: Diese verirrten Schleimhautzellen verhalten sich genauso wie die „Originalzellen" in der Gebärmutterhöhle: Sie bauen sich mit jedem Zyklus auf und werden bei der Regelblutung abgestoßen. Mit anderen Worten: Es blutet. Anders als in der Gebärmutter kann das Blut jedoch nicht über die Scheide abfließen, sondern sammelt sich im Bauchraum an. Das verursacht einen Teil der Schmerzen der Endometriose. Darüber hinaus reizt dieser Fremdkörper das umliegende Gewebe und kann langfristig zu Zystenbildungen,

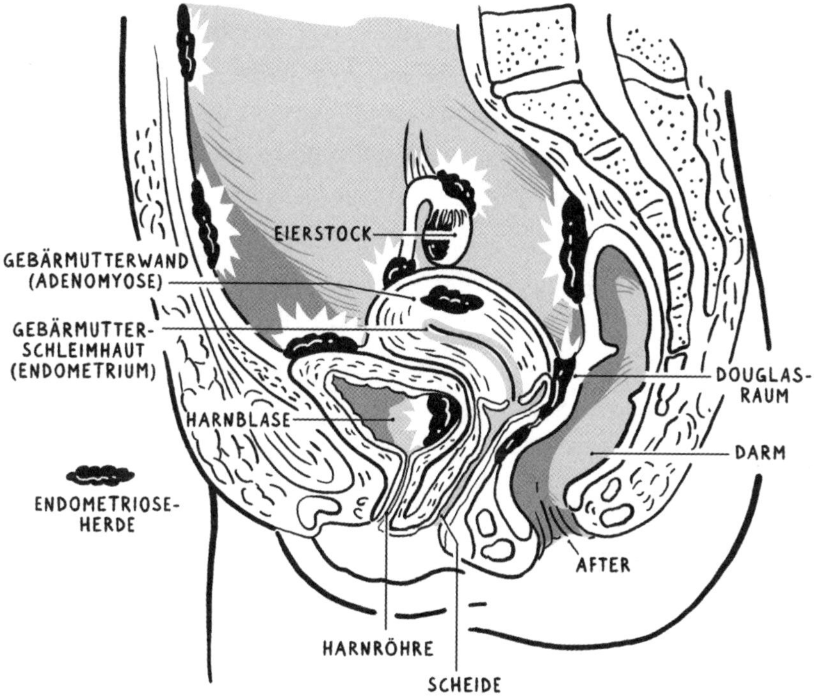

Entzündungen, Verwachsungen, Vernarbungen und anderen Gewebeveränderungen führen.

Die ortsfremden Zellen teilen sich, wie es Zellen von Natur aus tun, wachsen tief in die Gewebe ein, verschaffen sich Zugang zu den Blutgefäßen und bilden mit der Zeit vitales Gewebe – aber eben an der falschen Stelle. Dieses wächst zerstörerisch und befeuert unentwegt die Entzündungsreaktionen.

Dauern diese Entzündungen an, was bei Endometriose der Fall ist, bilden sich im Bauchraum und anderen betroffenen Bereichen Verklebungen, Verwachsungen und Vernarbungen. Sie machen das betroffene Gewebe starr und unflexibel, was durchziehende Nerven reizt. Die Kombination aus Entzündungen, Verwachsungen und Nervenirritationen verursacht die oft extrem starken Schmerzen, unter denen viele Frauen nicht nur rund um die Regelblutung leiden. Wenn Endometriose-Herde in die Wände benachbarter Organe wie Darm, Blase einwachsen, können sie diese richtiggehend zersetzen und ernsthaft schädigen. Probleme beim Stuhlgang oder beim Wasserlassen sind dann die Folge. Im schlimmsten Fall kann sich der Urin bis zur Niere zurückstauen oder ein Darmverschluss ein lebensbedrohliches Problem verursachen. Die Folgen sind eine Verminderung oder ein vollständiger Verlust der Organfunktionen, also Auswirkungen, die weit über die an sich schon schlimme Schmerzsymptomatik hinausgehen.

WARUM ICH UND NICHT AUCH ALLE ANDEREN FRAUEN?

Die Ursachen für die Entstehung der Endometriose sind bis heute nicht vollständig geklärt. Es gibt einige gängige Theorien, die allesamt nicht mehr neu sind und die Entstehung von Endometriose in vielen ihrer Aspekte, schlussendlich allerdings nicht kausal erklären. Die grundlegenden Ursachen sind noch Gegenstand weitergehender Forschungen.

Eine der bekanntesten und ältesten Theorien stammt vom US-amerikanischen Gynäkologen John Sampson: Laut seiner 1927 aufgestellten **Transplantationstheorie** liegt die Ursache für die Endometriose in der sogenannten retrograden Menstruation, also einer rückwärtsgerichteten Regelblutung: Die Gebärmutterschleimhaut wird in der zweiten Zyklushälfte bei ausbleibender Befruchtung und Einnistung eines Embryos abgebaut und ausgestoßen. Die Gebärmutter unterstützt dies durch leichte Kontraktionen. Dabei fließt der allergrößte Teil des Blutes und der Gewebereste nach unten und über die Scheide ab. Ein kleinerer Teil wird jedoch durch diese Kontraktionen in die beiden Eileiter gedrückt – gewissermaßen sind das zwei weitere „Ausgänge" der Gebärmutter. Über die Eileiter gelangt das Blut mitsamt Zellen und Geweberesten in den Bauchraum, wo es Endometriose-Herde und die beschriebenen Folgen auslösen kann.

Mittlerweile wissen wir allerdings, dass die retrograde Menstruation ein normaler Vorgang ist, der bei fast allen Frauen mit normalen, durchlässigen Eileitern vorkommt. Bei einer Bauchspiegelung (Laparoskopie) lässt sich oft Blut im Bauchraum nachweisen, ohne dass Endometriose entsteht. Diese Theorie allein reicht also nicht aus, die Erkrankung zu erklären.

Eine weitere wichtige Rolle spielt das Immunsystem. Intakte Abwehrkräfte erkennen ortsfremde Zellen und eliminieren sie umgehend mithilfe von Botenstoffen und Fresszellen. Bei Frauen mit Endometriose dürfte also auch eine **Fehlregulation des Immunsystems** vorliegen, weshalb Endometriose-Zellen außerhalb der Gebärmutter nicht bekämpft werden.

Die retrograde Menstruation mag zwar eine Erklärung für die Herde im Bauchraum sein, gibt aber keine Antwort auf die Frage, warum sie auch an anderen Orten wie in der Lunge, im Gehirn auftreten.

Deshalb werden in der Medizin weitere Theorien diskutiert. Etwa jene von Robert Meyer, die fast ebenso alt wie die Sampsonthese ist: Die

Coelom-Metaplasie-Theorie geht davon aus, dass Endometriose-Herde aus Stammzellen entstehen, die in der frühen embryonalen Entwicklung der Patientin die Coelom-Höhle auskleiden. Diese Zellen spezialisieren sich im Laufe der Entwicklung, sie werden also zu Zellen der Genitalorgane, des Bauchfells oder des Verdauungssystems. Bei Endometriose-Patientinnen könnten sich durch hormonelle Einflüsse oder Entzündungen manche Zellen in eine andere Zellart gleichen Ursprungs umentwickelt haben – ein Prozess, der Metaplasie genannt wird. Zellen des Bauchfells könnten sich beispielsweise zu endometriumähnlichen Zellen umwandeln.

Bereits einige Jahre zuvor war die Vermutung aufgekommen, dass Endometriose aus **Überbleibseln embryonaler Zellen** der sogenannten Müller'schen Gänge hervorgehen könnte. Dabei handelt es sich um jenes Gewebe, aus dem die Geschlechtsorgane entstehen. Diese Theorie könnte erklären, warum Endometriose-Herde häufig im Douglas-Raum (eine Einsenkung des Bauchfells zwischen Mastdarm und Gebärmutter) auftreten, nicht jedoch, warum sie auch in weit entfernten Regionen wie der Lunge, dem Gehirn vorkommen.

Eine weitere mögliche Ursache könnte auch in einer **hyperaktiven Gebärmutter** zu finden sein. Wie der Darm ist auch die Gebärmutter ein Hohlmuskel mit einer eigenen Peristaltik, also rhythmischen Muskelbewegungen. Diese sind vor allem in der zweiten Zyklushälfte notwendig, um die abgestoßene Schleimhaut auszuscheiden. Anders als beim Darm befindet sich zwischen Gebärmutterschleimhaut und Gebärmuttermuskulatur aber keine Art Verschiebeschicht, die Bewegungen und Druckschwankungen ausgleicht. Das kann Mikrotraumata, also kleine Risse und Verletzungen, im Muskelgewebe begünstigen. Körpereigene Reparaturmechanismen heilen die

Verletzungen zwar rasch. Dabei wird jedoch Östrogen ausgeschüttet, das erneut die Gebärmutterperistaltik anregt. Bei Frauen mit einer ohnehin erhöhten Peristaltik setzt sich ein Teufelskreis in Bewegung, der zu immer mehr Mikrotraumata führt. Dies begünstigt eine Adenomyose, eine Sonderform der Endometriose, die wir später noch genauer beleuchten werden (siehe Seite 52).

Diese Theorie untermauert die Annahme, dass viele Regelblutungen – bedingt durch eine frühe Menarche, eine späte Menopause, ausbleibende Schwangerschaften und keine Einnahme der Pille – das Risiko für eine Endometriose erhöhen. Immerhin durchläuft der Körper einer Frau – wie wir bereits erfahren haben – im Laufe ihres Lebens rund 400 Monatszyklen. Das bedeutet 400-mal Kontraktionen der Gebärmutter während der Regelblutung mit entsprechend hohem Risiko für Mikroverletzungen.

Eine Erklärung für das Auftreten von Endometriose-Herden in weiter entfernten Organen wie der Lunge, dem Gehirn liefert die **Metastasierungstheorie**. Diese besagt, dass sich Endometriumzellen über die Blut- oder Lymphgefäße im gesamten Körper ausbreiten können, ähnlich wie bei der Metastasierung von Tumorzellen.

Bei Endometriose spielen mit Sicherheit auch **genetische Faktoren** eine Rolle. Die Krankheit tritt familiär gehäuft auf. Das erklärt, warum viele Mädchen von ihren Müttern und Tanten hören, dass diese Schmerzen normal seien und dass man damit leben müsse. Sie haben sie mit großer Wahrscheinlichkeit selbst genau so erlebt und entweder keine Hilfe gesucht oder keine erhalten. Heute wird davon ausgegangen, dass etwa zwölf bis 15 Prozent der Frauen eine genetische Veranlagung für Endometriose haben.

Die Grundlagen- und klinische Forschung macht gerade in diesem Zusammenhang bedeutende Fortschritte. Die Genforschung eröffnete nämlich einen Einblick in eine vorher unbekannte, fantastische Welt von körpereigenen Molekülen. Die Fehlregulation einer erstmals 1993 beschriebenen Klasse von Molekülen, den sogenannten „MicroRNA's", spielt eine ganz besondere Rolle in der Entstehung vieler schwerwiegender Erkrankungen, beispielsweise vieler Tumoren, der Herzinsuffizienz, aber auch von neurodegenerativen Erkrankungen wie Morbus Parkinson, Morbus Alzheimer. Auch ein direkter Zusammenhang mit der Entstehung der Endometriose konnte nachgewiesen werden. „MicroRNA's" kommen in einer ganzen Reihe von Körperflüssigkeiten vor. Sie konnten zum Beispiel im Blut, in der Peritonealflüssigkeit, im Speichel, aber auch in der Muttermilch nachgewiesen werden. Die klinische Anwendung dieser Erkenntnisse mündete zum Beispiel in der Entwicklung des neuartigen Speicheltests für Endometriose (siehe Seite 216). Bemerkenswert erscheint mir auch die Tatsache, dass diese Moleküle direkt über den Darmtrakt aufgenommen werden können. Eine große Bedeutung kommt dem Stillen zu, da dabei – neben vielen anderen lebenswichtigen Substanzen – auch „korrekt kodierte" MicroRNA-Moleküle direkt aufgenommen werden. Das unterstreicht die Wichtigkeit des Stillens in der Vorbeugung vieler Erkrankungen im Neugeborenen-, Kindes- und auch Erwachsenenalter.

Arten der Endometriose

Die Endometriose wird häufig das „Chamäleon der Gynäkologie“ genannt. Ähnlich wie die Tiere, die ihre Farbe wechseln, um sich zu tarnen, hat auch diese Krankheit verschiedene Erscheinungsformen und Gesichter. Im Grunde ist kein Fall wie der andere, was Diagnose und Therapie nicht leichter machen.

In der Theorie wird Endometriose nach der Lokalisation der Herde folgendermaßen unterteilt:

- **Genitale Endometriose** (Endometriosis genitalis): Gebärmutterschleimhautähnliches Gewebe hat sich an den Geschlechtsorganen innerhalb des kleinen Beckens eingenistet. Befindet es sich außerhalb der Gebärmutter an Eierstöcken, Eileitern, Bauchfell, Douglas-Raum oder Scheide, spricht man von Endometriosis genitalis externa, siedeln sich die Herde in der Gebärmutterwand an, handelt es sich um Endometriosis genitalis interna oder – sehr viel häufiger – Adenomyose genannt.
- **Extragenitale Endometriose** (Endometriosis extragenitalis): Diese Form betrifft Organe außerhalb des Genitaltraktes, also außerhalb des kleinen Beckens, was grundsätzlich überall sein kann. Besonders häufig sitzen die Herde an Darm, Blase, Harnleiter, Scheide, aber mitunter auch an Lunge und Leber, am Zwerchfell oder sogar im Gehirn.

Eine weitere Unterscheidung wird aufgrund der Ausprägung der Erkrankung vorgenommen:

Einige Endometriose-Herde siedeln sich nur **oberflächlich** an den Organen an. Das ist beispielsweise am Bauchfell (Peritoneum) häufig der Fall. Das Peritoneum ist eine dünne Haut, die die gesamte Bauchhöhle auskleidet und alle Organe wie eine Schutzschicht überzieht. Oberflächliche Herde sind bei einer Bauchspiegelung als weiße oder rote Flecken erkennbar. Sie verursachen in der Regel keine gravierenden Probleme.

Nicht jede Endometriose ist progredient, schreitet also voran und verläuft zunehmend schwerer. Manche oberflächlichen Herde bleiben stabil und verändern sich im Laufe der Zeit kaum, andere – man geht von 30 bis 40 Prozent der Erkrankungsfälle aus – können sich ohne Behandlung über Jahre hinweg zu einer **Tief Infiltrierenden Endometriose (TIE)** entwickeln.

Diese Form ist weitaus problematischer und gefährlicher, weil die Herde nicht an Organgrenzen haltmachen. Sie wachsen tief in das Gewebe von Organen wie Darm, Blase, Harnleiter hinein. Bei einer Bauchspiegelung sind sie als mehr oder weniger große Wucherungen zu erkennen. Im fortgeschrittenen Stadium können sie die Funktion der betroffenen Organe stark beeinträchtigen. Diese invasive Form der Endometriose betrifft ungefähr 25 bis 30 Prozent der erkrankten Frauen. Sie kann potenziell lebensbedrohlich werden, beispielsweise wenn es zu einem Nierenstau, Darmverschluss kommt.

Endometriose-Herde an den Eierstöcken (Ovar) führen häufig zu **Endometriose-Zysten,** auch **Schokoladenzysten** genannt. Bei einer Zyste handelt es sich um einen mit Flüssigkeit gefüllten Hohlraum. Eine Endometriose-Zyste füllt sich mit Blut aus den Endometriose-Herden am Ovar. Diese bauen sich – wie alle anderen Endometriose-Herde – während des Menstruationszyklus auf und bluten ab. Kann das Blut nicht abfließen, sammelt es sich in einem Hohlraum an. Weil das alte, geronnene Blut von schokoladeartiger Farbe und Konsistenz ist, wird auch von Schokoladezysten gesprochen. In der Fachsprache verwenden wir den Begriff Ovar-Endometriose.

Ab einer bestimmten Größe kann eine solche Zyste platzen und ihr Inhalt sich in den Bauchraum entleeren, was dort eine Dauerentzündung mit Verwachsungen und Schmerzen nach sich zieht. Außerdem drücken große Zysten auf den Eierstock und schädigen dabei gesunde Eizellen, was die Fertilität negativ beeinflusst. Andererseits besteht das Risiko, dass bei einer operativen Entfernung der Zyste auch gesundes Eierstockgewebe zerstört wird, weshalb ein solcher Eingriff – wie wir später noch genauer erfahren werden – gut abgewogen werden muss (siehe Seite 87).

Der Sonderfall Adenomyose

Eine Sonder- oder Unterform der Krankheit, die zur genitalen Endometriose gehört, ist die Adenomyose. Dabei bilden sich Herde direkt in der Gebärmutterwand. Das mag zunächst nicht ungewöhnlich erscheinen, da es sich um gebärmutterschleimhautähnliches Gewebe handelt, das in der Gebärmutterhöhle selbst am wenigsten fehl am Platz wäre. Allerdings betrifft die Adenomyose nicht primär die Gebärmutterhöhle (Cavum uteri), sondern die Muskelschicht der Gebärmutter (Myometrium). Normalerweise wird die Gebärmutterschleimhaut (Endometrium) durch eine Trennschicht, das Stratum basalis, vom darunterliegenden Myometrium abgegrenzt. Durch Mikroverletzungen – sie sind aufgrund der monatlichen Kontraktionen der Gebärmutterwand, aber auch bei wiederholten Fehlgeburten und operativen Eingriffen nicht ungewöhnlich – können aber Endometriumzellen in die Muskelschicht hineinwachsen. Die eingewanderten Schleimhautzellen bilden zwischen den Muskelfasern sogenannte Schleimhautinseln und machen das, was diese Zellen immer tun: Sie bauen sich auf und bluten bei der Regelblutung ab – in diesem Fall bluten sie zwischen die Muskelfasern hinein. Das ist sehr schmerzhaft und wird von uns Medizinern Adenomyose genannt. Die Beschwerden sind vergleichbar mit einem Muskelfaserriss. Wie schmerzhaft das ist, zeigen uns zum Beispiel Fußballspieler, die sich bei einem Muskelfaserriss bei laufendem Spiel schreiend auf den Boden werfen und mit schmerzverzerrtem Gesicht vom Feld getragen werden. Frauen mit Adenomyose, die unter mindestens gleich starken Schmerzen leiden, wird hingegen gesagt: Stell dich nicht so an, das ist normal.

DER SCHWEREGRAD: ZWEI KLASSIFIKATIONEN

Wenn Ärztinnen und Ärzte untereinander über Endometriose sprechen, dann ist oft von Zahlen und Buchstaben die Rede. Dieses „Ärztelatein" basiert auf zwei Klassifikationssystemen der Krankheit, die einheitlich, übersichtlich und für alle international auf diesem Gebiet tätigen Medizinerinnen und Medizinern verständlich die Art und Ausdehnung der Endometriose beschreiben. Eine einheitliche Einteilung und Fachsprache sind Voraussetzung, um Aussagen über den Schweregrad der Erkrankung, Therapie, deren Erfolg, Rezidive und Prognose treffen zu können. Außerdem erlauben sie die Vergleichbarkeit aller klinischen Studien, was der wissenschaftlichen Forschung und damit schlussendlich den Patientinnen zugutekommt.

Im Gespräch mit der Patientin sollte von diesen Buchstaben und Zahlen eher weniger die Rede sein. Endometriose ist zwar kompliziert, kann aber durchaus verständlich erklärt werden. Weil aber von den medizinischen Klassifikationen in den meisten Arzt- und Operationsberichten die Rede ist, werfen wir an dieser Stelle zumindest einen oberflächlichen Blick drauf.

Klassifikation laut der Amerikanischen Gesellschaft für Reproduktionsmedizin (rASRM)

Eine erste Klassifikation hat die Amerikanische Gesellschaft für Reproduktionsmedizin (American Society for Reproductive Medicine ASRM) Ende der 1970er-Jahre vorgenommen. Die überarbeitete und aktualisierte Version (rASRM) ist international gültig, beschränkt sich allerdings auf die Beschreibung der Endometriose-Zysten, der flächenmäßigen Ausdehnung der Endometriose-Herde und der Verwachsungen (Adhäsionen) am Bauchfell sowie den Eierstöcken und Eileitern. rASRM unterteilt zwar auch zwischen oberflächlichen und tiefen (tiefer als 5 mm) Herden, berücksichtigt dabei aber sehr tief ins Organgewebe eindringende Herde nicht. Diese Klassifikation wird im Rahmen eines chirurgischen Eingriffs (Laparoskopie) vorgenommen. Der Größe der Herde entsprechend werden Punkte vergeben, deren Gesamtergebnis eine Einteilung in vier Stadien bzw. Schweregrade erlaubt:

- Stadium 1 (minimale Endometriose) 1–5 Punkte;
- Stadium 2 (milde Endometriose) 6–15 Punkte;
- Stadium 3 (mäßige Endometriose) 16–40 Punkte;
- Stadium 4 (schwere Endometriose) > 40 Punkte.

Es gibt nur eine geringe Korrelation zwischen dem Schweregrad der Befunde und den tatsächlich empfundenen Beschwerden. Diese Einteilung sagt also wenig über die Symptome, vor allem über die Schmerzen aus. Sehr wohl aber lässt die Einteilung Rückschlüsse auf die Wahrscheinlichkeit für eine Schwangerschaft auf natürlichem Wege zu.

AMERICAN SOCIETY FOR REPRODUCTIVE MEDICINE
REVISED CLASSIFICATION OF ENDOMETRIOSIS

Patient's Name ______________________ Date ______________

Stage I (Minimal) - 1-5
Stage II (Mild) - 6-15
Stage III (Moderate) - 16-40
Stage IV (Severe) - >40
Total ____________

Laparoscopy ________ Laparotomy ________ Photography ________
Recommended Treatment ______________________

Prognosis ______________

PERITONEUM	**ENDOMETRIOSIS**	<1cm	1-3cm	>3cm
	Superficial	1	2	4
	Deep	2	4	6
OVARY	R Superficial	1	2	4
	Deep	4	16	20
	L Superficial	1	2	4
	Deep	4	16	20
	POSTERIOR CULDESAC OBLITERATION	Partial		Complete
		4		40
OVARY	**ADHESIONS**	<1/3 Enclosure	1/3-2/3 Enclosure	>2/3 Enclosure
	R Filmy	1	2	4
	Dense	4	8	16
	L Filmy	1	2	4
	Dense	4	8	16
TUBE	R Filmy	1	2	4
	Dense	4*	8*	16
	L Filmy	1	2	4
	Dense	4*	8*	16

*If the fimbriated end of the fallopian tube is completely enclosed, change the point assignment to 16.

Denote appearance of superficial implant types as red [(R), red, red-pink, flamelike, vesicular blobs, clear vesicles], white [(W), opacifications, peritoneal defects, yellow-brown], or black [(B) black, hemosiderin deposits, blue]. Denote percent of total described as R___%, W___% and B___%. Total should equal 100%.

Additional Endometriosis: ______________________

Associated Pathology: ______________________

To Be Used with Normal Tubes and Ovaries

L R

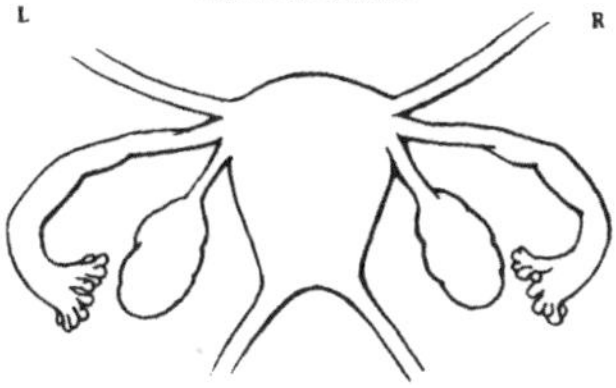

To Be Used with Abnormal Tubes and/or Ovaries

L R

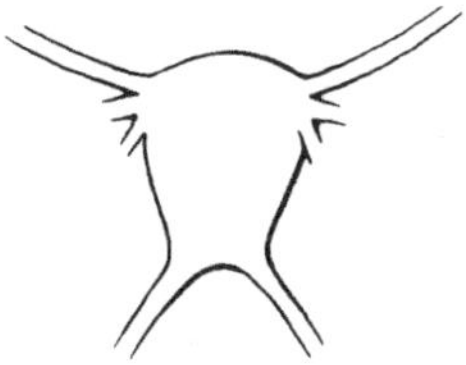

So schaut ein rASRM-Klassifikationsbogen aus.
Quelle: American Society for Reproductive Medicine (ASRM)

Bei einer höhergradigen Endometriose laut rASRM ist die Anatomie der Eileiter und Eierstöcke durch Zysten und Verwachsungen derart stark verändert, dass der Eintritt einer spontanen Schwangerschaft sehr unwahrscheinlich wird.

Es verwundert nicht, dass eine Klassifikation mit diesem Hauptzweck, nämlich die Beurteilung der Fertilität, die erste ihrer Art war. Für den Nachwuchs zu sorgen, war eben lange Zeit das Wichtigste für eine Frau.

Die rASRM-Klassifikation hat erhebliche Schwächen: Eine ist die bereits erwähnte fehlende Korrelation der Stadien mit den Symptomen. Die zweite Schwäche ist die zu ungenaue Einstufung in nur vier Stadien. Und schließlich konzentriert sich die rASRM-Klassifikation ausschließlich auf den Bauchraum und die oberflächlichen Herde und lässt die Adenomyose in der Gebärmutterwand und die tief infiltrierenden Herde völlig außer Acht.

ENZIAN- und #ENZIAN-Klassifikation

Deshalb wurde Anfang der 2000er-Jahre eine neue Einteilung, nämlich die ENZIAN-Klassifikation entwickelt. „ENZIAN" ist weder eine Abkürzung noch ein Akronym, sondern der Name eines Hotels am Weißensee in Kärnten, wo die Stiftung Endometriose-Forschung regelmäßig Tagungen mit international anerkannten Experten organisiert. Dort wurde die neue Klassifikation entwickelt, die in einer ersten Fassung Herde, die in die Tiefe, nicht in die Breite wachsen, erfasst und dabei die von der rASRM-Klassifikation abgedeckten Bereiche Eileiter, Eierstock und Bauchfell außen vor lässt.

In diese Klassifikation fließen auch die erheblichen medizinischen Fortschritte ein, die seit Entwicklung der rASRM-Einteilung gemacht wurden. So kann die Erhebung des Krankheitsausmaßes nicht mehr nur durch operative Eingriffe, sondern auch durch nichtinvasive Diagnostik (Ultraschall und MRT) erfolgen.

Die ENZIAN-Klassifikation arbeitet mit Buchstaben, die den Endometriose-Herd lokalisieren, und zusätzlich mit Zahlen für die Beschreibung der Größe des Herdes – ähnlich wie bei der Einteilung gynäkologischer Tumoren. Diese Einteilung ist aussagekräftiger, was die Symptomatik angeht. Fortgeschrittenere Stadien korrelieren hier häufig mit erheblichen Schmerzen. Wobei sich das nicht verallgemeinern lässt: Nicht jede Frau, die unter höllischen Schmerzen leidet, erhält auch ein hohes Krankheitsstadium bescheinigt. Was für die betroffene Frau oft enttäuschend sein kann. Umgekehrt gilt das übrigens auch: Es gibt Frauen, die kaum über Beschwerden klagen, aber zum Beispiel über die Abklärung eines unerfüllten Kinderwunsches zur Diagnose Endometriose kommen und dann ein hohes Krankheitsstadium laut ENZIAN und/oder rASRM bescheinigt bekommen. Die Endometriose ist eben das „Chamäleon der Gynäkologie“, eine Krankheit mit vielen Gesichtern.

In der ersten Version wurde ENZIAN gemeinsam mit rASRM verwendet, womit ein ziemlich genaues Bild der Erkrankung möglich war. Mittlerweile wurde ENZIAN erweitert und zu #ENZIAN entwickelt. Es handelt sich jetzt um ein umfassendes Klassifikationssystem, das alle Bereiche und Ausprägungen der Endometriose beschreibt. Die Buchstaben- und Zahlenkombinationen bleiben gleich, die Klassifikation wurde aber um das Bauchfell (Peritoneum), Eierstock (Ovary) und Eileiter (Tube) ergänzt.

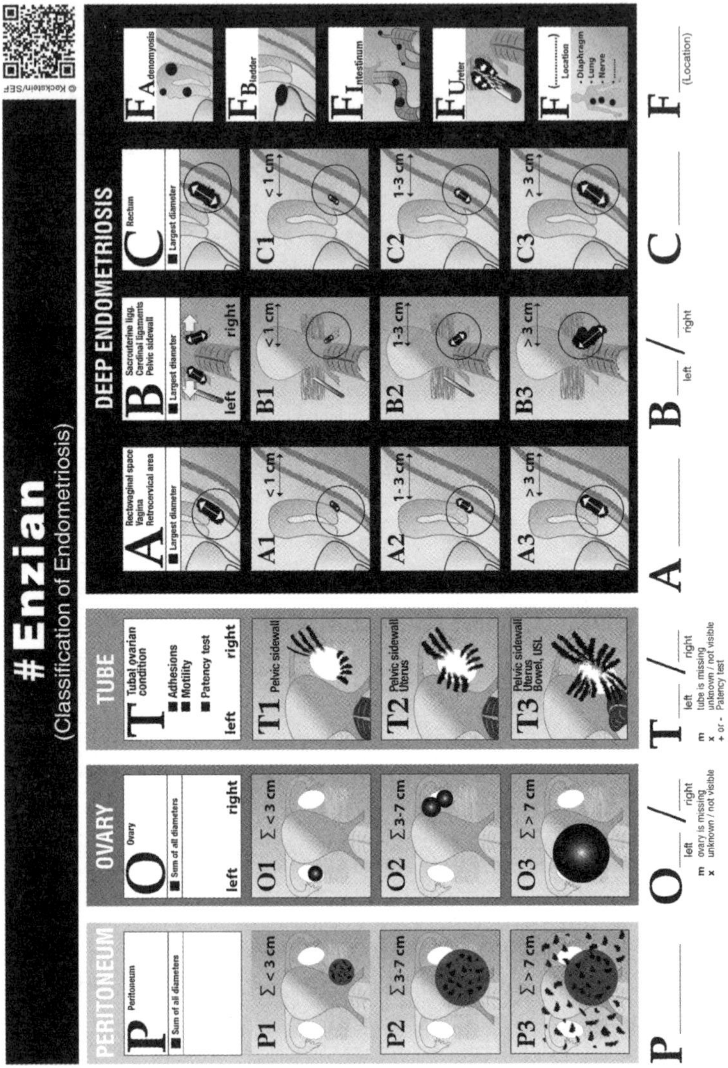

Quelle: Stiftung Endometriose-Forschung

Die anatomischen Lagen der Endometriose sind nebeneinander angeordnet:

- **P** = Peritoneum (Bauchfell)
- **O** = Ovary (Eierstock)
- **T** = Tube (Eileiter)
- **Deep Endometriosis** = Tief Infiltrierende Endometriose
  A = Septum rektovaginale (zwischen Enddarm und Vagina/Gebärmutterhals)
  B = Parametrium, Ligamentum sacrouterinum (tief infiltrierend in die seitlichen Beckenwände, seitliche Uterusbänder oder um den Harnleiter herum)
  C = Rektosigmoid (Dickdarm/Enddarm)
  F = Extragenitale (außerhalb des kleinen Beckens): Adenomyose/Endometriose in der Gebärmuttermuskulatur (FA); Blase (FB); Darm (FI); Harnleiter (FU); andere Lokalisationen, wie Zwerchfell, Lunge, Nerven (F(...))

Der Schweregrad bzw. die Größe der Herde sind mit Zahlen von 1 bis 3 von oben nach unten angeordnet.

Neben diesen beiden Klassifikationen wird auch der **Endometriose-Fertilitätsindex** (EFI – Endometriosis Fertility Index) im klinischen Alltag hinzugezogen und von der Wissenschaft empfohlen. Damit lassen sich die Schwangerschaftschancen bei peritonealer und ovarieller Endometriose beurteilen. Neben dem rASRM-Stadium werden bei diesem Score auch Faktoren wie das Alter, frühere Schwangerschaften, die Dauer der Unfruchtbarkeit, die Anatomie von Eileiter und Eierstock hinzugezogen.

Fragen aus der Praxis

Ist Endometriose ansteckend?

Nein. Endometriose ist eine entzündliche Erkrankung, aber zumindest nach heutigem Wissensstand keine infektiöse. Eine Entzündung kann zwar auch die Folge einer Infektion mit Viren, Bakterien oder Pilzen sein – und das ist potenziell ansteckend. Ob und in welchem Ausmaß eine Dysbiose (ungünstige Zusammensetzung) des Darm-Mikrobioms mit dem Vorhandensein von vor allem Fusobakterien bei der Entstehung der Endometriose eine Rolle spielt, ist noch nicht abschließend geklärt. Diese wäre aber auf keinen Fall ansteckend.

Doch es gibt auch Entzündungen, die nicht auf eine Infektion zurückzuführen sind, sondern zum Beispiel auf eine Autoimmunreaktion, bei der das Immunsystem eigene Zellen oder eigenes Gewebe für fremd hält und angreift oder auf eine Fremdkörperreaktion, bei der ein Fremdkörper an einer bestimmten Stelle eine Entzündung hervorruft. Die Endometriose ist vermutlich eine Mischung aus Fremdkörper- und Autoimmunreaktion und deshalb nicht ansteckend. Eine Entzündung ist grundsätzlich ein sinnvoller Vorgang, weil sich der Körper dadurch vor schädlichen Reizen schützt. Er tut dies klassischerweise durch Rötung (Rubor), Schwellung (Tumor), Überwärmung (Calor) und Schmerz (Dolor). All das geschieht unabhängig vom Grund der Entzündung.

Gibt es auch eine hormonunabhängige Endometriose?

Es gibt in der Medizin wahrscheinlich nichts, was es nicht gibt. Aber zurzeit ist es gängige Lehrmeinung, dass die Basis der Endometriose eine hormonelle Stimulation ist. Das ist sicher in 99 Prozent der aktiven Endometriose-Fälle so. Natürlich kann es sein, dass die Folgen einer aktiven Endometriose, zum Beispiel Vernarbungen, zu einer Persistenz der Schmerzen führen, die auch nach Abklingen der hormonellen Stimulation – in den Wechseljahren – nicht verschwinden. Aber prinzipiell geht die Wissenschaft heute davon aus, dass eine aktive Endometriose von einer hormonellen Stimulation abhängig ist.

Ich habe immer wieder Probleme mit Lokalanästhesien. Sie wirken bei mir nicht, weshalb ich bei jedem Eingriff heftige Schmerzen habe. Ärzte sagen, dass das nicht sein kann. Jetzt habe ich gelesen, dass eine Anästhesie bei starken Entzündungen im Körper manchmal nicht wirkt. Endometriose ist ja eine starke Entzündung. Kann es also sein, dass die Anästhesie bei mir wirklich nicht wirkt?

Es gibt tatsächlich Menschen, die auf Anästhesien weniger gut ansprechen. Das hat aber nichts mit der Endometriose oder mit Entzündungen zu tun. Ich würde zu einem Gespräch in der Schmerzambulanz raten. Dort sind Anästhesisten tätig, die Alternativen zu den üblicherweise verwendeten Anästhesien erläutern können.

Ich hatte eine Bauchspiegelung, bei der einige Herde entfernt wurden, die meisten hatte ich an der Blase sitzen. Mir ist aufgefallen, dass ich immer um den Eisprung Schmerzen beim Wasserlassen habe und die Blase schmerzt. Kurz vor meiner Periode habe ich etwas Blut im Urin. Blasenentzündung habe ich keine. Ist das Endometriose in der Blase? Kann man das überhaupt behandeln? Da einfach etwas wegschneiden, geht sicher nicht …

Das klingt nach einer infiltrierenden Endometriose der Harnblase. In Ihrem Fall rate ich zu einem Ultraschall in einem spezialisierten Endometriose-Zentrum. Bestätigt sich dabei der Verdacht, würde ich unbedingt zu einer Operation raten. Das kann man sehr gut entfernen und die Blase danach wieder rekonstruieren. Wird das gut gemacht, haben Sie keine negativen Auswirkungen zu befürchten.

Symptome

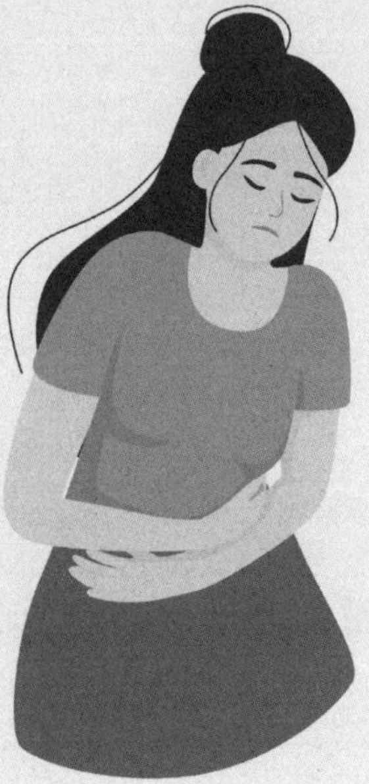

AUS MEINER PRAXIS

Marias Rettung kommt in Form einer Nierenkolik. Da ist sie bereits 40 Jahre alt und hat viele leidvolle Jahre hinter sich. Seit der Jugendzeit waren ihre Monatsblutungen immer sehr schmerzhaft. Das sei normal, hat es immer geheißen. Auch ihre Mutter kannte diese starken Schmerzen, sagte zu ihr, dass sogar Marias Geburt für sie weniger schmerzhaft war als die monatlichen Regelblutungen.

Mit vielen Schmerztabletten ging es so einigermaßen, zuerst in der Schule, später am Arbeitsplatz. Ohne Schmerzen, das kannte Maria nicht. Und irgendwann gewöhnte sie sich auch daran. Ärztinnen und Ärzte konnten ihr nicht helfen, obwohl sie regelmäßig zu allen Vorsorgeuntersuchungen ging.

Bis sie 40 Jahre alt ist. Da sind die Schmerzen auf einmal noch unerträglicher als sonst, sie kommen kolikartig. Maria wird in die Notaufnahme gebracht, wo relativ schnell eine Hydronephrose diagnostiziert wird, eine starke Erweiterung des Nierenbeckens, die auf einen verhinderten Urinfluss zurückzuführen ist. Der Urologe stellt fest, dass der Harnleiter zwischen Niere und Blase komplett verschlossen ist und daher die starken Schmerzen der Nierenkolik kommen. Ein Tumor ist es nicht, der den Harnleiter verschließt. Auch keine Nierensteine. Sein Verdacht: Endometriose. Maria hat dieses Wort noch nie zuvor gehört.

Der Kollege von der Urologie zieht mich hinzu. Einen transvaginalen Ultraschall später ist der Verdacht bestätigt: Zysten am Eierstock, Endometriose-Herde in der Harnblase und am Harnleiter, Adenomyose – kurzum: Endometriose im fortgeschrittenen Stadium. Nach genauem Abwägen entscheiden wir uns für eine Operation, für die Entfernung eines Eierstocks, der Gebärmutter, eines Teils des betroffenen Harnleiters und eines Teils des Darms. Für Maria endet ein jahrzehntelanger Leidensweg. Nur mehr die Narben erinnern sie an die Zeit vor der OP, die ihr wie im schlimmen Traum erscheint. Es geht ihr so gut wie noch nie, sie lebt ein neues Leben – ohne Schmerzen.

Da Endometriose so viele Gesichter hat, erlebt nicht jede Patientin die Krankheit auf dieselbe Weise, mit denselben Symptomen, in derselben Intensität oder über die gleiche Zeitspanne. Nach aktuellem Wissensstand steht die Stärke der Beschwerden auch nicht zwangsläufig in Zusammenhang mit dem Ausmaß der Krankheit. Es gibt Frauen, die trotz einer ausgeprägten und stark wuchernden Endometriose kaum Symptome verspüren, während andere mit vergleichsweise kleinen und lokal begrenzten Herden enorm unter vielfältigen Beschwerden leiden, die ihre Lebensqualität erheblich einschränken können. Seien Sie, liebe Leserin, deshalb nicht beunruhigt, wenn Sie bekanntermaßen unter Endometriose leiden, aber nicht alle hier beschriebenen Symptome bei sich feststellen: Nicht alles, was nicht ist, muss noch kommen. Sollten Sie bisher keine Diagnose, sondern lediglich den Verdacht haben, an Endometriose zu leiden, ist dies auch möglich, wenn Sie nicht von allen diesen Beschwerden geplagt werden. Deshalb sollten Sie Ihre Symptome auch unbedingt in einem Endometriose-Zentrum abklären lassen.

SCHMERZEN

Das Kardinalsymptom bei Endometriose sind die Schmerzen. Sie belasten extrem, weil sie meist lang anhaltend sind und sowohl körperlich als auch psychisch erschöpfen. Sie rauben Energie, stören den Schlaf und machen selbst einfache Alltagsaufgaben zur Herausforderung. Die Schmerzen bestimmen praktisch das ganze Leben, lassen kaum Raum für Erholung und beeinträchtigen die Lebensqualität erheblich. Die Beseitigung oder Linderung der Schmerzen ist deshalb der wichtigste therapeutische Ansatz. Da Schmerzen das

Hauptsymptom darstellen und das Schmerzgeschehen sehr komplex ist, holen wir an dieser Stelle etwas weiter aus.

Schmerz ist an sich nichts Schlechtes, sondern eine wichtige Schutzfunktion des Körpers. Er signalisiert Verletzungen, warnt uns vor Gefahren und hilft, weitere Schäden zu vermeiden. Ein klassisches Beispiel ist die heiße Herdplatte: Berühren wir sie, signalisiert der Schmerz die Gefahr schwerer Haut- und Gewebeverbrennungen, und wir ziehen instinktiv die Hand zurück. Dieser akute Schmerz verschwindet wieder, sobald der verursachende Reiz – in diesem Fall die Hitze – beseitigt ist.

Bei Endometriose ist das Schmerzgeschehen deutlich komplexer. Es mit allgemeinen Worten zu beschreiben, ist schwierig, denn Schmerz ist nicht gleich Schmerz und gerade bei Endometriose lässt er sich auch nicht in ein starres Schema einordnen.

Meist handelt es sich um starke, krampfartige Unterbauchschmerzen, die von Übelkeit über Erbrechen bis hin zu richtigen Ohnmachtsanfällen führen können. Sie treten meistens und vor allem anfangs zyklisch auf, sind also an die Regelblutung gebunden. Sie beginnen oft einige Tage vor der Menstruation und lassen mit deren Abklingen wieder nach. Typisch bei Endometriose ist die Kombination aus heftigen Regelschmerzen (Dysmenorrhoe) und Schmerzen beim sowie nach dem Geschlechtsverkehr (Dyspareunie). Mit der Dyschezie (Schwierigkeiten und Schmerzen beim Stuhlgang) und der Dysurie (erschwertes und/oder schmerzhaftes Wasserlassen) gehören diese Schmerzen zu den vier „D“, die bei Endometriose klinisch im Vordergrund stehen.

Im Laufe der Zeit kann sich das Schmerzerlebnis ausweiten – sowohl hinsichtlich der Dauer als auch der Lokalisation der Schmerzen. Viele

Patientinnen leiden daher früher oder später unter Dauerschmerzen (siehe Seite 75).

Schmerz ist nicht gleich Schmerz

Die Medizin unterscheidet verschiedene Arten von Schmerz, wobei im Verlauf der Krankheit häufig unterschiedliche Formen auftreten können. Je nach Lage der Endometriose-Herde sind die Schmerzen meist somatisch (Schmerzen zum Beispiel von Haut, Knochen, Muskeln), viszeral (Schmerzen von inneren Organen, zum Beispiel Magen-Darm-Trakt) oder eine Kombination aus beiden. Bei ausgeprägter Endometriose kann sich die gesamte Bandbreite der Schmerzqualitäten zeigen.

Somatische Schmerzen entstehen unter anderem an Haut und Schleimhäuten. Dieser sogenannte Oberflächenschmerz wird über die schnell leitenden A-delta-Fasern übertragen und ist typischerweise scharf, spitz und stechend. Viszerale Schmerzen hingegen betreffen die inneren Organe wie Gebärmutter, Blase, Darm. Sie werden als dumpf, krampfartig und ausstrahlend wahrgenommen.

Die Schmerzqualität kann oft diffus und schwer zu beschreiben sein. Schmerz ist stets eine individuelle Erfahrung, die sich nicht objektiv messen oder in eine einheitliche Skala einordnen lässt. Jeder Mensch empfindet Schmerz anders. Eine nützliche Hilfe bei der Beschreibung kann ein Schmerz-Fragebogen sein. Er unterstützt die Patientin dabei, die richtigen Worte für ihr persönliches und oft schwer zu beschreibendes Empfinden zu finden und ist für den Arzt bzw. die Ärztin eine wichtige erste Orientierung. Im Anhang des Buches (Seite 220) befindet sich ein Fragebogen der Arbeitsgemeinschaft Endometriose, der bestenfalls schon vor der ersten Untersuchung ausgefüllt werden sollte.

Ich halte es außerdem für wichtig, dass jede Frau ihre Schmerzen selbst einordnet. Dafür eignet sich eine einfache Skala von eins bis zehn – gerne ergänzt durch Smileys, um die Intensität visuell zu veranschaulichen. Auf dieser Skala trägt die Patientin die empfundene Schmerzstärke ein. Was ziemlich banal klingt, hat eine große Bedeutung: Nach einer Therapie macht diese Skala Fortschritte sichtbar. Viele Frauen bemerken erst durch diese Reflexion auf kognitiver Ebene, dass die Behandlung tatsächlich Wirkung zeigt. Ansonsten bleiben viele gefangen in dem über Jahre festgesetzten Gedanken, dass keine Besserung möglich, ihnen praktisch nicht zu helfen sei. Was man den meisten Frauen ja mehr oder weniger deutlich gesagt oder vermittelt hat.

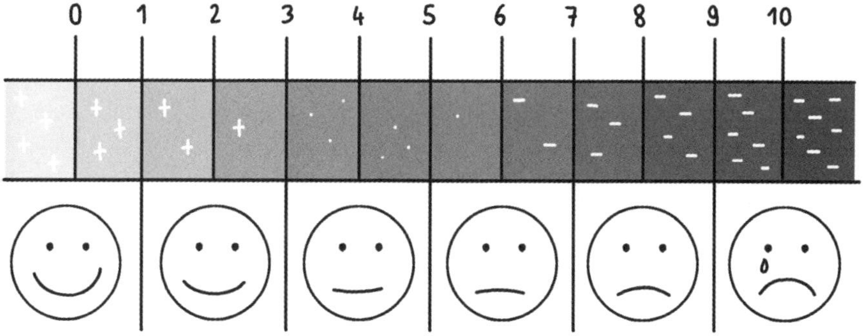

Gut zu wissen

Überblick über verschiedene Schmerzarten

1. Neuropathische Schmerzen

Bei neuropathischen Schmerzen sind die Nervenfasern geschädigt. Dies kann durch Verletzungen oder im Zuge von Operationen, bei einem Bandscheibenvorfall, nach Amputationen (Phantomschmerzen) oder bei großflächigen Nervenschädigungen, wie sie bei einer diabetischen Neuropathie auftreten, verursacht werden. Typisch für neuropathische Schmerzen sind plötzliche, äußerst intensive Schmerzempfindungen, die Betroffene oft als brennend, stechend oder elektrisierend beschreiben.

2. Somatischer Schmerz

Man unterteilt diese Art in Oberflächen- und Tiefenschmerz. Oberflächenschmerzen entstehen auf der Haut oder den Schleimhäuten und sind die Folge einer Hautreizung oder -verletzung. Diese Schmerzen sind in der Regel spitz, scharf und punktgenau. Tiefenschmerzen stammen aus Muskeln, Gelenken, Knochen und Geweben, werden als dumpf und ausstrahlend beschrieben und sind generell schwerer zu lokalisieren als Oberflächenschmerz. Auch Spannungskopfschmerzen und Migräne gehören zu den Tiefenschmerzen.

3. Viszeraler Schmerz

Diese Schmerzform hat ihre Ursache in inneren Organen. Beispiele sind Blinddarmentzündung, Entzündungen des Darm- oder des Harntrakts. Hierbei handelt es sich um einen dumpfen Schmerz, der häufig schwer zu lokalisieren ist. Oft geht er mit weiteren Beschwerden wie Übelkeit, Erbrechen, Schweißausbrüchen einher.

4. Psychosomatischer Schmerz

Psychosomatische Schmerzen haben keine organische Ursache, sondern sind Folge einer seelischen Belastung. Kopfschmerzen zum Beispiel. Umgekehrt können die Schmerzen selbst auch eine seelische Belastung sein, weshalb Ursache und Wirkung oft schwer zu unterscheiden sind.

5. Reflektorischer Schmerz

Diesen Schmerzen liegt eine Fehlregulation oder Fehlhaltung zugrunde. Typisch sind Rückenschmerzen oder Spannungskopfschmerzen. Durch die Fehlhaltung entstehen Muskelverhärtungen und Verspannungen, die genau jene Muskelkontraktionen auslösen, durch die sie entstanden sind.

6. Ischämischer Schmerz

Diese Schmerzen entstehen durch eine Minderdurchblutung peripherer Körperteile, zum Beispiel der Beine oder eines Organs. Bei einem Herzinfarkt, der auf die mangelhafte Durchblutung des Herzmuskels zurückzuführen ist, treten sogenannte ischämische Schmerzen hinter dem Brustbein auf.

7. Arthritis-Schmerzen

Diese Schmerzart tritt bei einer rheumatoiden Arthritis auf, bei der verschiedene Entzündungsstoffe zu Schmerzen in den Gelenken führen.

8. Durchbruchschmerz

Dabei handelt es sich um plötzlich auftretende Schmerzattacken, die bestehende Schmerzen überstrahlen bzw. gegen die sonst ausreichende Schmerzmedikamente nicht wirken. Dieser Schmerz ist bei Tumorerkrankungen und anderen Krankheiten mit chronischen Schmerzen häufig.

Wenn Schmerzen chronisch werden

Zyklisch beginnende Schmerzen, die seit langer Zeit bestehen, können sich zu einem chronischen Schmerzsyndrom entwickeln. Um diesen Prozess besser zu verstehen, ist ein kurzer – und vielleicht etwas kompliziert wirkender – Exkurs in die Schmerzwahrnehmung hilfreich.

Schmerz ist ein wichtiges Warnsignal, das uns vor Gefahren, Verletzungen und Schäden schützt. Er ist ein wichtiger Bestandteil unseres Sinnessystems und ermöglicht uns – so wie Riechen, Schmecken, Hören und Sehen –, unsere Umwelt und uns selbst wahrzunehmen. Wer keine Schmerzen empfindet, dem fehlt dieses körpereigene Warnsystem. Er setzt sich und seinen Körper Verletzungen, Schäden, Krankheit und letztendlich auch lebensbedrohlichen Zuständen aus. Kurz gesagt: Unser Schmerzempfinden ist überlebenswichtig.

Substanzen oder Ereignisse, die dem Organismus Schäden zuführen können, bezeichnet man als „Noxen" (vom lateinischen Wort „noxa" für „Schaden"). Diese Noxen werden im Körper von freien Nervenendigungen, sogenannten Nozizeptoren, registriert, die es in fast jedem Gewebe gibt. Sie reagieren auf mechanische und thermische Reize, können aber auch chemische Stoffe wahrnehmen, die bei Verletzungen oder Entzündungen freigesetzt werden. Die Nozizeptoren leiten ihre Signale über das Rückenmark an das Gehirn, wo die Reize verarbeitet und als Schmerz interpretiert werden. Ein weiterer Begriff in diesem Zusammenhang ist „Nozizeption" – die Wahrnehmung von Schmerzen durch den Körper.

Wenn das körpereigene Frühwarnsystem anschlägt, ist die Reaktion unmittelbar und spontan: Wir ziehen die Hand von einer heißen Herdplatte zurück, kühlen einen Bienenstich mit Spucke oder einer Zwiebel oder suchen einen Zahnarzt auf, der die eitrige Entzündung in der Zahnwurzel behandelt. Ist die auslösende Ursache geheilt oder beseitigt, klingen akute Schmerzen in der Regel wieder ab.

Bleiben die Schmerzen jedoch bestehen, obwohl eine Ursache nicht oder nicht mehr vorhanden ist, dann hat sich der Schmerz selbst zur Krankheit entwickelt. Laut der Deutschen Schmerzgesellschaft spricht man von chronischen Schmerzen, wenn die Dauer der Schmerzen über das Ausmaß einer akuten Ursache hinaus nicht nachvollziehbar lange anhält.

Der Schmerz hat ein Gedächtnis

An einer Schmerz-Chronifizierung sind laut Forschungen bestimmte Prozesse in den Nervenzellen, im Rückenmark und im Gehirn beteiligt.

Während man sich zum Beispiel an den Lärm einer Autobahn mit der Zeit gewöhnen kann, funktioniert das bei Schmerzen nicht. Tatsächlich ist das Gegenteil der Fall: Intensive und lang anhaltende Schmerzen führen zu einer erhöhten Schmerzempfindlichkeit. Die Forschung hat gezeigt, dass ständige Schmerzreize die weiterleitenden Nervenzellen in Geweben, im Rückenmark und im Gehirn sensibler für neue Schmerzreize machen. Das kann man sich folgendermaßen vorstellen: Die Nervenzellen, die den Schmerzreiz über das Rückenmark ans Gehirn übermitteln, sind zunächst wie enge Trampelpfade. Je häufiger diese Wege begangen werden, umso breiter und leichter zugänglich werden sie. Wir kennen das von der Bergwanderung: Auf einem mehr oder weniger breiten Weg kommen wir leichter und schneller voran, als wenn wir uns mühevoll durchs Gestrüpp schlagen oder die Felswände emporklettern müssen.

Übertragen auf das Nervensystem bedeutet das, dass Schmerzreize mit der Zeit schneller und leichter ins Gehirn gelangen. Dies kann dazu führen, dass bereits leichte Reize starke Schmerzen auslösen. Zudem können überempfindlich gewordene Nervenzellen Schmerzsignale ans Gehirn senden, selbst wenn von den Nozizeptoren – den Schmerzrezeptoren im Körper – kein Schmerzreiz an irgendeiner Körperstelle registriert wurde. Das hat auch nichts mit Einbildung zu tun, was Frauen mit Endometriose oft unterstellt wird. Das sind neurophysiologische Prozesse im Gehirn, die wissenschaftlich belegt sind und die aus akuten Schmerzen chronische Schmerzen werden lassen. Diese Lernvorgänge, die in den Nervenzellen, vor allem aber im Rückenmark und im Gehirn stattfinden, werden häufig als „Schmerz-Gedächtnis“ bezeichnet. Der Schmerz entsteht durch akute Reize, bleibt aber bestehen, selbst wenn die Ursache des Reizes beseitigt ist.

Endometriose-Patientinnen sind prädestiniert für die Ausbildung eines solchen Schmerz-Gedächtnisses. Das liegt vor allem daran, dass die Diagnose häufig erst nach vielen Jahren gestellt wird und die Patientinnen in der Zwischenzeit lange unter anhaltenden Schmerzen leiden.

Was die Schmerzen verschlimmert

Es gibt noch weitere Faktoren, die zu einer Chronifizierung der Schmerzen beitragen.

Schonung und Schonhaltungen können Schmerzen kurzfristig erträglicher machen, führen aber langfristig oft zu einer Verschlimmerung der Beschwerden. Viele Frauen liegen in einer gekrümmten Haltung auf der Couch oder im Bett, weil diese Position Linderung bringt. Auch im Stehen nehmen sie häufig eine gebeugte Haltung ein. Wird diese Schonhaltung jedoch über längere Zeit beibehalten – weil die Schmerzen eben nicht mehr die Ausnahme, sondern die Regel sind –, kommt es zu Verspannungen und Verkürzungen von Muskeln und Sehnen.

Gerade im Beckenbereich laufen viele Muskeln, Sehnen und Bänder zusammen, die Bauch- und Beckenorgane stützen, das knöcherne Becken stabilisieren und über die Beine bis zu den Füßen ziehen. Dauerhafte Verspannungen in der Bauch-, Becken- und Rückenmuskulatur können deshalb zu ausstrahlenden Schmerzen in andere Körperbereiche führen. Außerdem schwächt Schonverhalten die Stabilität der Bauch- und Rückenmuskulatur, führt zu Fehlhaltungen und einem muskulären Ungleichgewicht. Diese Faktoren können auch neue Schmerzen hervorrufen.

Ein Teufelskreis entsteht: Die Endometriose-Schmerzen werden durch die zusätzlichen Schmerzen aus Verspannungen und Fehlhaltungen verstärkt. Ein zumindest anfänglich zyklischer Schmerz kann sich so zu einem Dauerschmerz entwickeln. Dies ist einer der Gründe, warum viele Schmerzen mit der Behandlung der Endometriose allein nicht vollständig verschwinden.

Außerdem finden im Bauchraum von Frauen mit Endometriose komplexe chemische Reaktionen statt. Entzündungsstoffe werden ausgeschüttet, welche die schmerzleitenden Nervenzellen dauerhaft aktivieren und überempfindlich machen. Des Weiteren können Endometriose-Herde auf Nervenbahnen drücken oder Nervenzellen in die Herde einwachsen, was zu anhaltenden Schmerzen führt. Ähnlich verhält es sich mit Vernarbungen und Verwachsungen, die ebenfalls ein erhebliches Schmerzpotenzial bergen.

Zu einer Chronifizierung der Schmerzen trägt auch bei, dass viele Schmerzmittel nicht (mehr) wirken. Häufig werden falsche Medikamente verschrieben, die nicht auf die Schmerzmechanismen der Endometriose abgestimmt sind. Zudem kann sich ein Gewöhnungseffekt einstellen, da die Wirkstoffe von der Leber schneller abgebaut werden. Dadurch verlieren die Medikamente mit der Zeit an Wirkung, was die Behandlung zusätzlich erschwert.

Die Angst als Schmerzverstärker

Nicht unerwähnt bleiben darf, dass Angst ein erheblicher Verstärker von Schmerzen ist. Frauen haben Angst vor der nächsten Regelblutung, dass die Ursache ihrer Schmerzen nie gefunden wird, dass eine schwerwiegende Krankheit dahinterstecken könnte, dass die Medikamente irgendwann nicht mehr wirken, dass sie keine Kinder bekommen können, dass der Partner sie verlässt oder Freunde sich abwenden, weil sie schmerzbedingt häufig ausfallen, dass sie nicht ernst genommen werden, dass sie aufgrund häufiger Ausfälle ihre Arbeit verlieren, dass neue Operationen nötig werden könnten ... Diese Gedanken verstärken Schmerzen und schüren neue Ängste – ein klassischer Teufelskreis, aus dem es schwer ist auszubrechen.

Die Bedeutung der Schmerzanamnese

Bei einem Verdacht auf Endometriose müssen all diese Prozesse und Vorgänge berücksichtigt werden. In der Medizin sind wir gewöhnt, einen Auslöser zu behandeln, und damit ist das Problem gelöst. Das greift bei Endometriose viel zu kurz. Für diesen vielschichtigen Symptomkomplex gibt es nur selten „den einen" Trigger.

Eine sorgfältige und umfassende Schmerzanamnese im ersten Arzt-Patientin-Gespräch ist deshalb entscheidend. Je besser der Arzt versteht, worunter und in welcher Form die Patientin leidet, desto gezielter kann die Schmerztherapie erfolgen (siehe dazu eigenes Kapitel, Seite 122). Diese hat angesichts der starken Belastung, die Schmerzen für das Leben der Frauen bedeuten, oberste Priorität. Gleichzeitig hilft diese Anamnese der Patientin, ihre Schmerzen besser einzuordnen und zu verstehen, warum sie möglicherweise auch nach einer Endometriose-Behandlung nicht sofort von allen Schmerzen befreit ist, sondern diese vielleicht erst nach längerer Zeit vollständig verschwinden.

SCHMERZEN BEIM GESCHLECHTSVERKEHR

Schmerzen beim Geschlechtsverkehr sind bei Endometriose sehr häufig. Obwohl dies ein sehr intimes und oft tabuisiertes Thema ist, das selbst in der Partnerschaft nicht immer offen besprochen wird, sollte es unbedingt gegenüber dem behandelnden Arzt bzw. der Ärztin erwähnt werden. Diese Information kann entscheidend zur Diagnosestellung und zu einer erfolgreichen Therapie beitragen. Der Arzt vermerkt in diesem Fall den Fachausdruck „Dyspareunie" in der Patientinnenakte.

Schmerzen beim Geschlechtsverkehr treten bei Endometriose gleich aus mehreren Gründen auf: Zum einen sind die Endometriose-Herde, die in Gebärmutter, Scheidenwand und Vagina sitzen können, berührungsempfindlich, was bei tiefem Eindringen des Penis unweigerlich Schmerzen auslöst. Zum anderen wird durch die Bewegungen beim Geschlechtsverkehr der gesamte Bauchraum mitbewegt und das reizt beispielsweise Herde im Beckenbereich zusätzlich.

Auch Verwachsungen durch Endometriose oder Narben, etwa nach Operationen, können bei Bewegungen schmerzhaft reagieren. Des Weiteren kommt es während der sexuellen Erregung zu einer Schwellung der Geschlechtsorgane und zu rhythmischen Muskelkontraktionen in der Gebärmutter. Auch dies kann im chronisch entzündeten Gewebe Schmerzen verursachen. Mitunter auch erst Stunden später, wenn die zuvor ausgeschütteten Endorphine und ihre schmerzstillende Wirkung nachlassen.

Schließlich tragen auch Beckenbodenverspannungen und Scheidentrockenheit, unter denen viele Frauen mit Endometriose leiden, häufig dazu bei, dass Geschlechtsverkehr eher zur Qual als zur Lust wird.

Bei vielen Frauen mit dieser Krankheit kann als Schutzmechanismus ein Vaginismus entstehen: Dabei verkrampft sich die Scheiden- und Beckenbodenmuskulatur unwillkürlich, Geschlechtsverkehr ist beinahe unmöglich und wenn doch, dann mit zusätzlichen starken Schmerzen verbunden.

Darunter leidet über kurz oder lang auch die Paarbeziehung. Was ständig Schmerzen verursacht, wird verständlicherweise vermieden. Daher ist es enorm wichtig, diese Probleme offen mit dem Partner zu besprechen. Ein Nein bedeutet in diesem Fall nicht, dass die Frau ihren Mann nicht mehr attraktiv findet oder nicht mehr liebt, sondern hängt mit den Schmerzen zusammen. Ein solches Gespräch kostet vielfach Überwindung, kann aber für beide Partner sehr entlastend sein. Eine offene Kommunikation ist die Voraussetzung, um gemeinsam Lösungen zu finden und trotz Endometriose ein erfülltes Sexualleben zu gestalten.

Aus meiner Erfahrung weiß ich, dass es vielen Frauen leichter fällt, zunächst mit ihrer Gynäkologin oder ihrem Gynäkologen über das Problem zu sprechen. Sie können der Eisbrecher sein und dabei helfen, das Thema auch in der Partnerschaft anzusprechen. Denn das bleibt unumgänglich.

BLUTUNGSSTÖRUNGEN

Atypische Blutungen sind ein weiteres charakteristisches Symptom bei Endometriose. Die Regelblutung ist in vielen Fällen zu stark, zu lang oder zu unregelmäßig, was neben den starken Schmerzen eine zusätzliche Belastung für die Frauen darstellt.

Von einer sehr starken Regelblutung bzw. einer Hypermenorrhoe spricht man, wenn mehr als 80 Milliliter Blut verloren werden. Ein Anhaltspunkt dafür ist die Zahl der Binden oder Tampons, die Sie verwenden müssen. Sind es mehr als sechs durchtränkte Tampons oder Binden am Tag bzw. müssen Sie diese alle eineinhalb bis zwei Stunden wechseln, dann ist das ein Anzeichen für eine Hypermenorrhoe. Sehr häufig ist bei Frauen, die stark bluten, auch, dass sich das Blut in der Scheide ansammelt, gerinnt und dann als Blutgerinnsel, also dickliche Klumpen, ausgeschieden wird. Ein zu starker Blutverlust ist nicht nur unangenehm, sondern führt mitunter zu einem Eisenmangel und zu Blutarmut. Frauen sind dann häufig blass, müde und schlapp, neigen zu Haarausfall, häufigen Infektionen und leiden unter einer verminderten körperlichen und geistigen Leistungsfähigkeit.

Dauert eine Blutung länger als sieben Tage, sprechen wir Mediziner von einer Menorrhagie – auch dies ist bei Frauen mit Endometriose sehr häufig. Und als wäre all das nicht schon belastend genug, treten oft Zwischenblutungen, sogenannte Metrorrhagien oder Spottings, auf. Diese sind meist nur leicht, weshalb man sie auch als Schmier- oder Tröpfchenblutungen bezeichnet.

Diese Zyklusstörungen greifen oft sehr tief in das Leben der betroffenen Frauen ein. Mitunter vergeht kaum ein Tag im Monat, an dem sie sich nicht mit Blutungen beschäftigen müssen. Viele Frauen passen ihre Kleidung oder sogar ihre Tagesplanung an, um sich vor unangenehmen Situationen zu schützen. Die ständige Unsicherheit, ob und wann die Blutungen wieder auftreten, kann den Alltag erheblich einschränken und belastet auch die Paarbeziehung enorm.

Blutungsstörungen sind bei Endometriose und Adenomyose sehr häufig. Sie können aber auch andere Ursachen haben: So kommen zum Beispiel auch Myome, Polypen, Karzinome, hormonelle Veränderungen, Gerinnungsstörungen in Frage. Dies gilt es abzuklären, um eine korrekte Behandlung der Störungen zu ermöglichen. Bei Endometriose hilft meistens eine hormonelle Therapie, zum Beispiel mit der Kombipille, einer oralen Therapie mit reinen Gelbkörperhormonen oder der Hormonspirale, wodurch die Blutungen kürzer und geringer ausfallen. Eine Therapie mit sogenannten GnRH-Agonisten versetzen die Patientinnen in die Wechseljahre, müssen als Injektionen verabreicht werden, sollen im Normalfall nicht länger als sechs Monate angewandt werden und sind deshalb für eine häufig notwendige längerfristige Therapie nicht sehr geeignet. Neue Therapieansätze betreffen GnRH-Antagonisten, die in Tablettenform eingenommen werden können, eine sehr gute Wirkung zeigen und mittlerweile auch für längerfristige Therapien geeignet sind. Bei gering ausgeprägten Blutungsstörungen ist manchmal eine Therapie mit Pflanzenwirkstoffen, zum Beispiel dem „Mönchspfeffer“, hilfreich. Bestimmte Schmerzmittel können die Blutungsstärke reduzieren.. Auch Medikamente mit Tranexamsäure senken die Blutungsneigung. Bringt all das keine Linderung und ist die Familienplanung definitiv abgeschlossen, gibt es auch operative Behandlungsmöglichkeiten: Entweder die Gebärmutter wird teilweise oder ganz entfernt oder aber die Gebärmutterschleimhaut wird mittels Thermoablation verödet. In beiden Fällen stoppen die Menstruationsblutungen sofort.

VERDAUUNGSBESCHWERDEN

Sehr viele Frauen mit Endometriose leiden unter Verdauungsproblemen – in einigen Studien wird von bis zu 90 Prozent der Betroffenen gesprochen. Zu den häufigsten Beschwerden zählen Blähungen (Endobelly), Schmerzen beim Stuhlgang und Stuhlentleerungsstörungen (Dyschezie), Blut oder Schleim im Stuhl, Verstopfung, Durchfall, Übelkeit und Erbrechen.

Weil die Beschwerden häufig unspezifisch sind, kommt nicht selten vor, dass anstelle der Endometriose ein Reizdarmsyndrom diagnostiziert wird. Gänzlich aus der Luft gegriffen ist das auch nicht. Denn interessanterweise gibt es eine deutliche Häufung von gastrointestinalen Beschwerden, zu denen auch der Reizdarm (Colon irritabile) gehört, der bei Frauen mit Endometriose etwa dreimal häufiger auftritt als bei einer Vergleichspopulation. Auch unter chronisch entzündlichen Darmerkrankungen wie Morbus Crohn leiden Frauen mit Endometriose häufiger. Diese Zusammenhänge sind wissenschaftlich noch nicht vollständig geklärt.

Für die Verdauungsprobleme kommen mehrere Ursachen in Frage: Endometriose-Herde können, wie wir bereits erfahren haben, auch in den Darm wachsen. Meist ist dann der Enddarm bzw. der Bereich zwischen Enddarm und Scheide betroffen. Neben Verdauungsbeschwerden treten in diesem Fall häufig auch Schmerzen beim Geschlechtsverkehr auf.

Außerdem gibt es ein komplexes Nervengeflecht, das den Darm mit dem Rückenmark und dem Hirn verbindet. Über diese Nervenfasern können sowohl Schmerzen geleitet als auch die Darmbeweglichkeit beeinflusst werden. Deshalb schlagen Stress und psychische Anspannung, zum Beispiel vor einer Prüfung, auf den Magen. Man bekommt sprichwörtlich keinen Bissen hinunter. Entspannungstechniken helfen – ebenso wie Bewegung, Ausdauersport – meistens dabei, die Verdauung wieder anzukurbeln.

Bei Endometriose beeinflussen die Herde auf dem Darm mitunter auch die Nerven, deshalb geht die Erkrankung häufig mit einer Art „intestinaler Hypersensibilität" einher, die zu Schmerzen, Völlegefühl, Blähbauch, Durchfall oder Verstopfung führen kann.

Verdauungsprobleme können jedoch auch entstehen, wenn die Herde an anderen Stellen im Bauchraum sitzen. Verwachsungen durch Operationen oder durch Endometriose-Herde schränken den Darm in seiner Beweglichkeit ein.

Darüber hinaus spielt fallweise das Entzündungsgeschehen im Bauchraum eine Rolle. Dieses beeinflusst manchmal den Darm, selbst wenn direkt dort keine Endometriose-Herde zu finden sind.

Nicht zuletzt wird ein Zusammenhang zwischen der bakteriellen Darmflora, Entzündungsreaktionen und Endometriose-Herden vermutet, der für die Verdauungsbeschwerden verantwortlich sein könnte.

Mit Sicherheit spielen auch die Hormone eine Rolle, zumal Frauen häufiger unter Blähungen, Verstopfungen und ähnlichen Problemen leiden als Männer. Spezifische Östrogenrezeptoren wurden in unterschiedlicher Konzentration an der Oberfläche vieler Darmzellen nachgewiesen. Viele Frauen klagen rund um die Regelblutung über verstärkte Blähungen oder Verdauungsprobleme. Bei Betroffenen mit Endometriose treten diese Symptome meist intensiver auf.

Des Weiteren kann auch die Ernährung einen Einfluss auf Endometriose im Allgemeinen und Verdauungsprobleme im Speziellen haben. Nicht wenige Patientinnen berichten nach einer Ernährungsumstellung von einer Verbesserung ihrer Symptomatik.

Gerade in diesem Bereich hat die Forschung sicherlich noch einiges zu tun, um offene Fragen zu beantworten. Bis dahin gilt es, verschiedene Ansätze und Strategien auszutesten, um die Symptome bestmöglich zu lindern. Denn einen allgemeingültigen Therapieplan gibt es – wie bei vielen Aspekten der Endometriose – nicht. Die Behandlung der Endometriose, Medikamente zur Linderung der Verdauungsbeschwerden, die Unterstützung eines gesunden Darmmikrobioms und eine Ernährungsumstellung sind therapeutische Ansätze, die zum Behandlungserfolg beitragen können und wir deshalb auch im Buch ausführlicher beschreiben werden.

Stichwort

Endobelly

Neben den Schmerzen ist ein stark aufgeblähter Bauch eines der häufigsten Symptome bei Endometriose. Im Patientinnenkreis hat sich dafür der Name „Endobelly“ durchgesetzt. Der Bauch kann dabei so groß werden, dass er zu Fragen nach einer Schwangerschaft führt. Wie belastend und schmerzhaft das für eine Frau sein kann, die aufgrund der Endometriose unter einem unerfüllten Kinderwunsch leidet, ist nachvollziehbar. Der zunehmende Bauchumfang hat nichts mit Fettansammlung, Wassereinlagerung oder Gewichtszunahme zu tun, die über einen längeren Zeitraum erfolgen. Vielmehr zeigt sich die deutliche Vorwölbung des Bauches innerhalb kürzester Zeit. Meist ist dies begleitet von einem Völlegefühl, Stuhlverhalt, verstärkten Darmwinden oder dem unangenehmen Gefühl, die Luft im Darm nicht entweichen lassen zu können.

PSYCHISCHE BELASTUNGSSYMPTOME

Endometriose macht müde und erschöpft. Allein schon die lang anhaltende Schmerzbewältigung raubt dem Körper Energie und Kraft. Laut Studien leidet mehr als jede zweite von Endometriose betroffene Frau unter Fatigue, einer bleiernen Müdigkeit und extremen Kraftlosigkeit, die sie oft kaum den Alltag bewältigen lässt. Diese Kraftlosigkeit ist häufig in den Tagen der Regelblutung besonders ausgeprägt und steht im Zusammenhang mit dem chronischen Entzündungszustand, den starken Schmerzen und den häufig längeren und stärkeren Blutungen.

Viele Endometriose-Patientinnen berichten sogar von einer dauerhaften Müdigkeit und Antriebslosigkeit. Dies wiederum führt nicht selten zu Schwierigkeiten im sozialen Bereich: Die Frau zieht sich von Familie, Freunden und Arbeitsplatz vermehrt zurück, isoliert sich, hat verminderte Karrierechancen und häufig auch Sorgen, die Arbeitsstelle aufgrund der vielen Fehlzeiten zu verlieren. Die Folge sind oft richtiggehende depressive Verstimmungen. Durchaus verständlich, wenn die Frau gleichzeitig das ständige Gefühl hat, nicht ernst genommen zu werden und, wohin sie sich auch wendet, keine Hilfe zu erhalten. Deshalb brauchen Patientinnen vielfach psychische Begleitung und Unterstützung.

UNERFÜLLTER KINDERWUNSCH

Endometriose ist nicht gleichzusetzen mit Sterilität oder Infertilität, aber Frauen mit Endometriose haben überproportional häufig Schwierigkeiten, schwanger zu werden (siehe Seite 175). Das liegt zum einen an der psychosexuellen Problematik: Weil die Frau häufig unter Schmerzen leidet, haben Paare seltener Geschlechtsverkehr und damit geringere Chancen auf eine Schwangerschaft als Paare, die regelmäßig sexuell aktiv sind. Zum anderen wirken sich das chronisch entzündliche Milieu und die Verwachsungen im Bereich von Gebärmutter, Eileitern und Eierstöcken ungünstig auf die Fertilität aus. Sehr häufig führt die Endometriose zu anatomischen Veränderungen: Verwachsungen des Bauchfells, Verziehungen oder Verzerrungen, der Verschluss der Eileiter oder Zysten am Eierstock erschweren eine Befruchtung der Eizelle, Adenomyose das Einnisten des Embryos in der Gebärmutter.

Gut belegt ist mittlerweile, dass eine Endometriose Auswirkungen auf die Eizellquantität hat. Im Gegensatz zu Männern, die jeden Tag Spermien neu bilden, ist die Anzahl der Eizellen, die im Laufe eines Frauenlebens zur Verfügung stehen, von Geburt an definiert. Man spricht von der ovariellen Reserve. Nach der Geburt wird keine Eizelle mehr neu gebildet. Drücken nun sehr große Zysten auf den Eierstock und bedrängen das gesunde Eierstockgewebe, wird dadurch die Anzahl der Eizellen im Eierstock vermindert.

Leider kann das auch bei wiederholten operativen Eingriffen an den Eierstöcken passieren. In nicht spezialisierten Zentren werden Frauen mitunter mehrfach an den Eierstöcken operiert, um Endometriose-Zysten zu entfernen. Bei jedem Eingriff wird neben der Zyste unter Umständen auch viel gesundes Gewebe zerstört, was sich auf den Kinderwunsch sehr nachteilig auswirkt. Das muss unbedingt vermieden werden. Holen Sie sich auf jeden Fall eine zweite Meinung in einem Endometriose-Zentrum ein, sollte Ihnen dies vorgeschlagen werden.

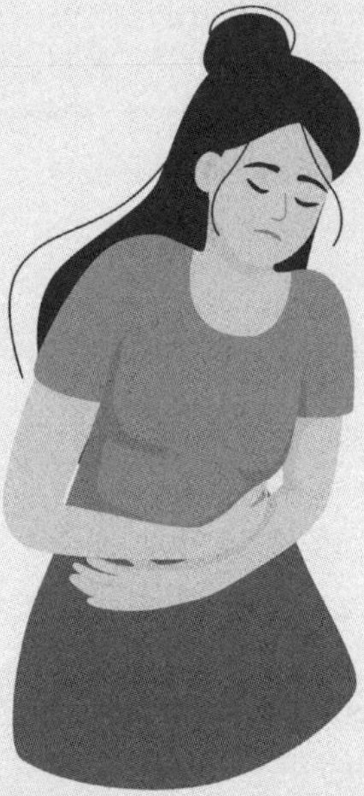

AUS MEINER PRAXIS

Angelika lebt seit Jahren mit der Diagnose Endometriose. Mit Anfang 30 hat sie schon einige Operationen hinter sich und mehrere Jahre lang eine Hormontherapie gemacht. Die hat sie nun abgesetzt, denn ihre biologische Uhr tickt: Sie möchte Kinder, der Zeitpunkt dafür ist nun perfekt. Auch ohne Hormone fühlt sich Angelika wohl – die Schmerzen kommen nicht zurück. Dafür bremsen sie andere Beschwerden aus. Ein ständiger Harndrang quält sie: das Gefühl, immer aufs Klo zu müssen. Nächte, in denen sie kaum schlafen kann, weil ihre Blase sie immer wieder weckt.

Erst sucht sie Hilfe beim Hausarzt, dann beim Urologen. Doch alle Tests sind unauffällig, eine Harnwegsinfektion liegt nicht vor. Sie bekommt Antibiotika – und für kurze Zeit scheint es zu helfen. Doch das Problem bleibt, wird mit der Zeit sogar schlimmer. Ist es wieder die Endometriose? Vielleicht. Aber wir finden keinen Hinweis darauf. Der Ultraschall ist unauffällig. Eigentlich alles bestens.
Gemeinsam mit dem Urologen fällt der Verdacht auf die „Interstitielle Zystitis". Ein chronisches Blasenschmerzsyndrom – schmerzhaft, schwer zu diagnostizieren und oft falsch behandelt. Die Therapie beginnt: Spezielle Medikamente werden direkt in die Blase eingebracht, wirken dort ein und werden beim nächsten Toilettengang ausgeschieden. Nach einigen Wiederholungen sind die Probleme verschwunden, Angelika geht es wieder gut. Und sie weiß: Endometriose kommt selten allein. Oder wie es der Volksmund sagt: Man kann auch Flöhe und Läuse haben. Wichtig ist nur, dass man auch einen Arzt oder eine Ärztin – oder wie Angelika gleich zwei – hat, die das bedenken und sich auf Ursachensuche begeben.

DIFFERENTIALDIAGNOSEN

Schmerzen im Unterbauch sind zwar das Leitsymptom der Endometriose, doch nicht jeder Schmerz um die Körpermitte weist zu dieser Diagnose. Das gilt auch für Verdauungsbeschwerden, Probleme beim Stuhlgang oder beim Wasserlassen.

Es gibt viele Krankheiten mit gleicher oder ähnlicher Symptomatik, die als mögliche Ursache der Beschwerden in Frage kommen. Diese sogenannten Differentialdiagnosen müssen in Betracht gezogen und ausgeschlossen werden, um Fehldiagnosen zu vermeiden und die Diagnose Endometriose letztendlich zu sichern.

Beachtet werden muss auch, dass Endometriose mitunter nicht allein kommt. Bei dieser Erkrankung spielen auch Auffälligkeiten im Immunsystem eine Rolle, weshalb viele Patientinnen anfälliger für weitere Erkrankungen sind. Unterbauchschmerzen können also zusätzlich zur Endometriose noch weitere Ursachen haben.

Die folgenden Erkrankungen und Beschwerden sind nur eine Auswahl der häufigsten Differentialdiagnosen bei Endometriose.

Eierstock- und Eileiterentzündung (Adnexitis)

Die Entzündung von Eileiter und Eierstock tritt häufig gemeinsam auf, sowohl ein-, als auch beidseitig. Ihr liegt eine Infektion mit Bakterien, meist Staphylokokken, Streptokokken, Chlamydien oder Colibakterien zugrunde, die vom unteren Genitaltrakt in den Unterleib „aufsteigen“.

Die Symptome umfassen plötzlich einsetzende Unterbauchschmerzen, die unterschiedlich stark sein können und durch Geschlechtsverkehr verstärkt werden. Ein aufgeblähter Bauch, Schmerzen beim

Wasserlassen und ein allgemeines Krankheitsgefühl, verbunden mit Fieber, sind weitere Symptome.

Die Diagnose erfolgt über Anamnese, körperliche Untersuchung und den Erregernachweis über einen Abstrich aus Scheide und Gebärmutterhals. Behandelt wird in der Regel erfolgreich mit Antibiotika. Einer Entzündung von Eileiter und Eierstock kann durch eine angemessene Intim- und eine gute Sexualhygiene sowie die Verwendung von Kondomen beim Geschlechtsverkehr vorgebeugt werden.

Unbehandelt kann die Erkrankung zu ernsthaften Komplikationen wie Unfruchtbarkeit, chronischen Schmerzen, einer Bauchfellentzündung führen. Treten im Zuge einer Adnexitis Begleitentzündungen im Beckenbereich auf, spricht man von Pelvic Inflammatory Disease, kurz PID.

Pelvic Inflammatory Disease (PID)

Sind nicht nur Eileiter und Eierstock entzündet, sondern alle weiblichen Geschlechtsorgane im kleinen Becken, spricht die Medizin von Pelvic Inflammatory Disease (PID), also von einer Unterleibs- und Beckenentzündung. Auch hierbei sind Bakterien die Ursache der Entzündung, häufig übertragen beim Geschlechtsverkehr oder durch mangelnde Intimhygiene.

Die Symptome ähneln einer Adnexitis bzw. einer Endometriose: Unterbauchschmerzen, Schmerzen beim Geschlechtsverkehr, unregelmäßige Menstruationsblutungen und manchmal Fieber.

Die Diagnose erfolgt über einen Abstrich, die Behandlung mit Antibiotika sowie Schmerz- und entzündungshemmenden Medikamenten. Wird eine PID nicht behandelt, sind schwere gesundheitliche Langzeitfolgen möglich.

Eierstockzysten (Ovarialzysten)

Eierstockzysten sind mit Flüssigkeit gefüllte Hohlräume im Gewebe, die sich an oder in den Eierstöcken bilden. Die häufigsten dieser funktionellen Eierstockzysten sind die Follikelzyste und die Corpus-Luteum-Zyste: Während des Zyklus reift in den Eierstöcken ein Follikel heran. Zum Zeitpunkt des Eisprungs platzt diese Follikelzyste und gibt die Eizelle in den Eileiter ab. Die Follikelzyste bildet sich nach dem Eisprung zu einer Gelbkörperzyste um. Kommt es nicht zum Eisprung, kann die Zyste auch mehrere Zentimeter groß werden, indem sie sich weiter mit Flüssigkeit füllt.

Diese Zysten sind gutartig und entstehen meist durch ein hormonelles Ungleichgewicht. Sie verursachen keine Schmerzen und verschwinden in den allermeisten Fällen von selbst wieder.

Geschieht das aber nicht, können sie auf Nachbarorgane drücken und aufgrund ihres Gewichtes ziehende Unterbauchschmerzen verursachen, ebenso unregelmäßige Blutungen, Völlegefühl, Schmerzen beim Geschlechtsverkehr oder Entleerungsstörungen des Darms. Die Schmerzen verstärken sich, wenn die Zyste platzt, weil sich der Zysteninhalt in den Bauchraum entleert, oder die Ruptur von einer leichten, meist selbstlimitierenden Blutung begleitet ist. Typisch dafür ist, dass der Schmerz nach etwa ein, zwei Stunden wieder deutlich abnimmt und dann ganz verschwindet. In der Regel ist eine solche Ruptur also völlig ungefährlich. Ein Notfall hingegen ist eine sogenannte Stieldrehung: Sehr große Zysten können durch ihr Eigengewicht in seltenen Fällen dazu führen, dass sich der Eierstock um die eigene Achse dreht. Dadurch wird die Blutversorgung zum Eierstock abgeklemmt. Plötzliche und heftige Unterbauchschmerzen sind die Folge. Diese Schmerzen vergehen nicht von selbst, im Gegenteil, sie werden zunehmend stärker. Eine Stieldrehung muss immer chirurgisch behandelt werden – meist durch eine Bauchspiegelung. Dabei wird der Eierstock zurückgedreht, die unterbrochene Blutversorgung so wieder hergestellt und die verursachende Zyste entfernt. Bei rechtzeitigem Einschreiten durch die Operation können der Eierstock und der Eileiter fast immer erhalten werden.

Eierstockzysten können bei einer gynäkologischen Untersuchung ertastet oder bei einer Ultraschalluntersuchung gesehen werden. Kleinere, asymptomatische Zysten werden oft nur beobachtet, während größere oder problematische Zysten über eine Laparoskopie entfernt werden, um eine Stieldrehung zu verhindern. Sehr selten besteht bei Frauen im gebärfähigen Alter der Verdacht auf einen bösartigen, zystischen Eierstocktumor. Dann werden bildgebende Verfahren (CT, MRT) und Laborproben zur weiteren Abklärung durchgeführt und eine entsprechende Therapieplanung veranlasst.

Harnsteine

Harnsteine sind feste Ablagerungen, die sich aus kristallisierten Mineralien und Salzen in den Harnwegen bilden. Vereinfacht gesagt, entstehen sie, wenn der Urin hochkonzentriert ist und darin gelöste Stoffe wie Kalzium, Oxalat, Harnsäure auskristallisieren. Harnsteine können nur winzige Körner sein oder mehrere Zentimeter Durchmesser erreichen.

Kleine Steine verursachen oft keine Symptome und werden unbemerkt mit dem Urin ausgeschieden. Größere Steine können jedoch starke Schmerzen, sogenannte Koliken, auslösen, vor allem wenn sie in den Harnleiter gelangen. Verstärkter Harndrang, Beschwerden beim Wasserlassen oder Blut im Urin können weitere Beschwerden sein.

Die Diagnose erfolgt im Zuge einer ausführlichen Anamnese mit körperlicher Untersuchung sowie bildgebenden Verfahren wie Ultraschall, Computertomografie (CT). Urin- und Bluttests sichern die Diagnose ab.

Bei kleinen Harnsteinen kann meist abgewartet werden, ob sie von allein abgehen. Eine erhöhte Flüssigkeitszufuhr und Schmerzmittel unterstützen dies. Größere oder problematische Steine können über eine sogenannte Stoßwellenlithotripsie von außen zertrümmert werden. Möglich ist auch eine endoskopische Entfernung oder in sehr seltenen Fällen eine offene Operation.

Harnsteinen kann man vorbeugen, indem man ausreichend trinkt (mindestens 2,5 l täglich) und sich ausgewogen ernährt. Wer in das Leitungswasser noch ein bisschen Zitrone träufelt, erzielt damit die gleiche Wirkung wie Medikamente, die mitunter vorbeugend gegen Harnsteine verschrieben werden. Bei einer Neigung zu Harnsteinbildung ist es empfehlenswert, Salz und Lebensmittel mit viel Oxalsäure (Spinat, Rote Bete, Rhabarber, Kakao, Schokolade) zu reduzieren. Auch Bewegung beugt Harnsteinen vor.

Chronisch-entzündliche Darmerkrankungen

Unter dem Begriff chronisch-entzündliche Darmerkrankung (CED) werden Erkrankungen des Verdauungstraktes zusammengefasst, die sich durch schubweise oder kontinuierlich auftretende Entzündungen auszeichnen. Sie treten bei Endometriose-Patientinnen gehäuft auf. Warum das so ist, ist noch nicht vollständig geklärt. Die wichtigsten CED sind Morbus Crohn und Colitis ulcerosa. Beide Erkrankungen äußern sich ähnlich – neben Durchfall vor allem durch krampfartige Bauchschmerzen.

Morbus Crohn betrifft den gesamten Verdauungstrakt vom Mund bis zum After, Colitis ulcerosa hingegen bleibt auf den Bereich Dickdarm beschränkt. Bei der Entstehung der beiden Krankheiten dürften genetische Prädisposition, das Immunsystem und Umweltfaktoren eine Rolle spielen, restlos geklärt sind die Ursachen aber noch nicht.

Die Diagnose erfolgt über Anamnese und klinische Untersuchung sowie über Blutbild, Darmspiegelung, Stuhlprobe und bildgebende Verfahren wie MRT, Ultraschall. Chronisch-entzündliche Darmerkrankungen sind nicht heilbar, die Behandlung zielt darauf ab, Entzündungen zu kontrollieren, Beschwerden zu lindern und Schübe zu verhindern. Das erfolgt medikamentös, mitunter kann ein chirurgischer Eingriff notwendig werden, zum Beispiel auch um Komplikationen wie Abszesse, Darmverschluss, Darmkrebsvorstufen zu vermeiden bzw. zu behandeln.

Darmdivertikel (Divertikulose)

Dabei handelt es sich um kleine Ausstülpungen der Darmwand. Sie treten meist im Dickdarm auf, vermutlich aufgrund einer Kombination aus hohem Druck im Darminneren und einer Schwachstelle der Darmwand. Ein höheres Alter, Übergewicht und ein bewegungsarmer Lebensstil erhöhen das Risiko.

In acht von zehn Fällen rufen Darmdivertikel keine Symptome hervor und werden zufällig entdeckt. Treten Symptome auf, dann sind es meistens Bauchschmerzen im Unterbauch, Blähungen, Stuhlunregelmäßigkeiten, Verstopfung, seltener Durchfall. Erst wenn sich Divertikel entzünden (Divertikulitis), treten heftige Symptome auf – vor allem starke und länger anhaltende Bauchschmerzen, Übelkeit, Fieber und Veränderungen des Stuhlgangs. Mitunter kann eine Divertikulitis schwere Komplikationen wie Abszesse, Fisteln, Darmdurchbrüche, eine Bauchfellentzündung verursachen.

Neben der Anamnese und der körperlichen Untersuchung kommen bei der Diagnose bildgebende Verfahren wie Ultraschall, Computertomografie, eine Darmspiegelung (Koloskopie) zum Einsatz. Zufällig entdeckte, symptomlose Divertikel müssen nicht behandelt werden. Eine ballaststoffreiche Ernährung und ausreichende Flüssigkeitszufuhr können helfen, weil die Stuhlmenge steigt und der Druck im Darm sinkt. Bei einer leichten Divertikulitis werden Antibiotika verschrieben. Bei schweren Fällen einer Divertikulitis kann ein chirurgischer Eingriff erforderlich sein, bei der häufig jener Dickdarmbereich mit den meisten Divertikeln entfernt wird.

Blasenentzündung (Zystitis)

Die sogenannte Zystitis ist eine Entzündung der Blasenwand, die in den meisten Fällen durch eine bakterielle Infektion verursacht wird. Häufig sind es Bakterien aus dem Darm, die über die Harnröhre in die Blase gelangen. Ein Harnstau mit verbleibendem Restharn in der Blase und ein geschwächtes Immunsystem sind optimal für Bakterien, um sich in der Blase anzusiedeln. Auch häufiger Geschlechtsverkehr kann eine Blasenentzündung begünstigen. Aufgrund der weiblichen Anatomie – die weibliche Harnröhre ist im Verhältnis zur männlichen sehr kurz, Vagina und Enddarm liegen sehr nahe beieinander – können Bakterien auf direktem Wege in die Harnröhre gelangen. Frauen sind deshalb deutlich häufiger betroffen als Männer. In der medizinischen Umgangssprache wird häufig von einer Honeymoon-Zystitis (Flitterwochen-Blasenentzündung) gesprochen.

Auch einige Verhütungsmethoden wie Diaphragmen, Spermizide (spermienabtötende Mittel) begünstigen die Entstehung einer Zystitis.

Neben dem typischen Brennen beim Wasserlassen und dem ständigen Harndrang äußert sich eine Zystitis auch durch Schmerzen im Unterbauch, im Rücken und in den Flanken und einem allgemeinen Krankheitsgefühl. Normalerweise heilt eine leichte Blasenentzündung von allein oder mit Hausmitteln wieder ab. Ausreichend trinken, Wärme über Sitzbäder und Wärmflasche und pflanzliche Extrakte wie Cranberry-, Preiselbeersaft sind nützliche Helferlein.

Bleiben die Beschwerden bestehen, kommt Fieber dazu oder kehrt eine Entzündung immer wieder, sollte der Erreger über eine Harnkultur abgeklärt und ein Antibiotikum eingenommen werden.

Blasenschmerzsyndrom (Interstitielle Zystitis)

Bei der Interstitiellen Zystitis handelt es sich um eine Sonderform der Blasenentzündung, der keine Infektion durch Bakterien oder Viren zugrunde liegt. Die Ursachen für die Erkrankung sind noch nicht restlos geklärt, man geht vielfach von einer geschädigten Blasenschleimhaut, einer Überempfindlichkeit des Nervensystems und auch autoimmunen Prozessen aus.

Die chronische Krankheit äußert sich durch starke, brennende oder stechende Schmerzen im Bereich Blase, Harnröhre und Unterbauch. Dazu kommen der typische ständige Harndrang und das geringe Harnvolumen. Bestimmte Lebensmittel wie Kaffee, Zitrusfrüchte sowie Stress und körperliche Aktivität verschlimmern häufig die

Beschwerden. Viele Frauen beobachten eine Verschlechterung auch rund um den Eisprung und die Menstruation.

Die Diagnose erfolgt durch Ausschluss anderer Ursachen wie einer bakteriellen Harnwegsinfektion, Blasenkrebs. Zur Anamnese mit körperlicher Untersuchung kommen auch Urinanalyse und eine Gewebeentnahme über eine Blasenspiegelung (Zytoskopie).

Zumal die Ursachen der Krankheit nicht eindeutig geklärt sind, gibt es keine Behandlung zur Heilung. Ein auf die Patientin und ihre Lebensumstände angepasstes Therapiekonzept muss erarbeitet werden, das unter anderem Ernährungsumstellungen, Medikamente, Physiotherapie zur Entspannung der Beckenmuskulatur und Blasenspülungen mit entzündungshemmenden Substanzen umfassen kann.

Myome

Ein Myom ist eine gutartige Wucherung des Muskelgewebes der Gebärmutter. 20 bis 50 Prozent der Frauen über 30 Jahren haben eines oder mehrere Myome. Die genaue Ursache ist noch unbekannt, allerdings ist nachgewiesen, dass hormonelle Einflüsse eine Rolle spielen: Östrogen regt deren Wachstum an. Auch eine genetische Ursache ist gesichert: Myome treten in manchen Familien gehäuft auf. Im Übrigen spielt bei Myomen auch die ethnische Herkunft eine Rolle: Frauen mit afrikanischer, afrokaribischer und afroamerikanischer Abstammung entwickeln häufiger Myome als europäische Frauen.

Die meisten Myome sind klein und machen sich nicht weiter bemerkbar. Wenn sie allerdings groß und zahlreich werden, dann können Schmerzen – von leicht und ziehend bis krampfartig und stechend – auftreten, mitunter auch nur oder vermehrt beim Geschlechtsverkehr.

Auch zu lange oder/und verstärkte Blutungen sind ein möglicher Hinweis auf Myome. Die Gewebewucherung kann mitunter derart groß sein, dass sie Druck auf benachbarte Organe wie Darm, Blase ausübt: Harndrang, Blasenentzündungen oder Verstopfung können also daher rühren. In der Gebärmutterhöhle liegende Myome können auch die Fruchtbarkeit beeinträchtigen und zu Komplikationen in der Schwangerschaft führen.

Eine Behandlung ist meist erst dann nötig, wenn Myome Beschwerden verursachen. Durch die Gabe bestimmter Hormone (GnRH-Analoga oder GnRH-Antagonisten) kann ihr Wachstum häufig gestoppt werden, mitunter schrumpfen sie sogar. Sind die Myome sehr groß oder verursachen sie anderweitig nicht behandelbare Symptome, müssen sie auch chirurgisch entfernt werden.

Fibromyalgie

Fibromyalgie gehört zu den Rheumaerkrankungen und bedeutet Muskelfaserschmerz. Umgangssprachlich ist auch der Name Weichteilrheuma geläufig. Dabei handelt es sich um eine chronische Schmerzerkrankung, die sich durch diffuse Schmerzen in Knochen, Muskeln und Gelenken äußert. Sie können auch vorwiegend im Bauchbereich mit Ausstrahlung in den Rücken sowie Arme und Beine auftreten und werden als dumpf, ziehend, stechend oder scharf beschrieben. Die chronischen Schmerzen führen zu einer erhöhten Schmerzempfindlichkeit, zu Schlafstörungen, schneller Erschöpfung und Müdigkeit.

Die Ursache für die Erkrankung ist noch weitgehend unklar. Organisch sind die Patientinnen und Patienten völlig gesund, weshalb die Beschwerden – ähnlich wie bei Endometriose – häufig auf die Psyche geschoben und Betroffene von Ärztinnen und Ärzten oft viele Jahre nicht ernst genommen werden.

Die Diagnose ist eine Ausschlussdiagnose, es müssen alle anderen möglichen Ursachen zuerst ausgeschlossen werden. Fibromyalgie ist nicht heilbar, aber die Symptome können durch eine Kombination aus mehreren Therapien gelindert und die Lebensqualität verbessert werden. Neben Medikamenten sind dies Physiotherapie, Psychotherapie, ein aktiver Lebensstil mit ausreichend Bewegung, ausgewogener Ernährung und genügend Schlaf sowie komplementäre Ansätze wie Akupunktur, Yoga, Meditation, Entspannungstechniken.

Fragen aus der Praxis

Ich hatte vor ein paar Monaten eine Endometriose-Sanierung und jetzt sind die Schmerzen mit voller Wucht zurück. Leider auch die schlimmen Schmerzattacken ein bis drei Stunden nach dem Geschlechtsverkehr. Ich kann dann nur mehr liegen, weinen und warten, bis die Schmerzmittel wirken. Das war bereits vor der OP so. Warum hört das nicht auf?

Ein Grund könnte sein, dass bei der Operation nicht alle Herde, vor allem nicht jene, die am meisten Schmerzen verursachen, entfernt wurden. Das passiert leider noch ziemlich oft, wenn man nicht in spezialisierten Zentren operiert wird. Es kommen aber auch andere Ursachen, unabhängig von der Endometriose, in Frage. Zum Beispiel Vaginismus. Das ist ein Scheidenkrampf, bei dem sich die Muskeln im Scheiden- und Beckenbodenbereich reflexartig zusammenziehen. Das führt unweigerlich zu Schmerzen beim Geschlechtsverkehr. Ich würde auf jeden Fall raten, das in einem Endometriose-Zentrum abklären zu lassen.

Diagnose

Der Weg zur Diagnose beginnt an dem Tag, an dem die Frauen erkennen, dass es, so wie es bis jetzt war, nicht weitergehen kann: Der Leidensdruck, die Schmerzen, die Verzweiflung sind so groß, dass die Patientin unbedingt etwas dagegen unternehmen will. An diesem Punkt setzt ein innerer Veränderungsprozess ein, vergleichbar mit dem „Change Management" aus der Wirtschaft – der unbedingte Wille und die Bereitschaft, etwas zu verändern.

Veränderungen entstehen in der Regel aus einem triftigen Grund. Im wirtschaftlichen „Change Management" spricht man von der „Burning Platform", einer metaphorischen „brennenden Plattform", die eine Veränderung unumgänglich macht. Der Begriff geht auf den Brand der Ölplattform Piper Alpha in der Nordsee im Jahr 1988 zurück, bei dem 167 Menschen starben. Etwa 60 Männer überlebten – weil sie angesichts der Lebensgefahr von der Plattform in den eiskalten Ozean sprangen und dort gerettet wurden. Die „brennende Plattform" verdeutlicht, dass extremer Leidensdruck oft als Katalysator für Veränderung dient.

Ein weiteres Bild für eine „Burning Platform": In einem Wald leben gemütlich und unbehelligt unzählige Tiere, ein jeder Tag gleicht dem anderen. Plötzlich bricht Feuer aus. Hirsch, Reh, Eichhörnchen und Specht stürmen in höchster Lebensgefahr aus dem Wald – der extreme Druck bringt sie dazu, ihre Routine aufzugeben und zu flüchten.

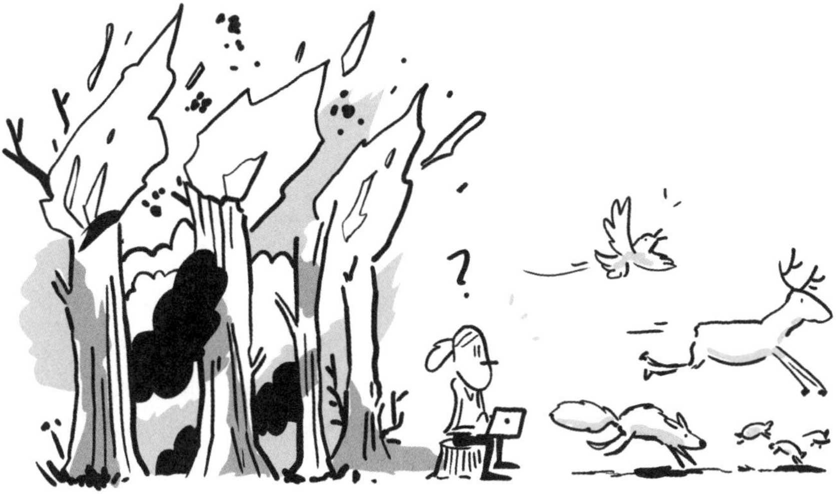

Nicht nur in der Tierwelt, sondern auch bei uns Menschen muss es meistens erst heiß genug werden, damit wir handeln und etwas ändern. Die „Burning Platform“, der Leidensdruck, die Unzufriedenheit, der Schmerz sind häufig die Voraussetzungen für einen Veränderungsprozess. Ich kann verstehen, wenn Frauen, die viele Jahre von ihren Problemen erzählt haben, sich ein ums andere Mal untersuchen ließen und immer in verständnislose Gesichter blickten und beschwichtigende Worte hörten, genug haben, irgendwann im Stillen leiden und sich zurückziehen – im Wald verschwinden. Doch wenn die Schmerzen unerträglich werden, der Wunsch nach einem Kind übermächtig ist oder die Belastung zu groß wird – wenn es „brennt“ –, ist das oft der entscheidende Moment, der alles verändert.

Der zweite wichtige Schritt besteht darin, Hilfe und Informationen zu suchen. Diese können von professionellem medizinischen Personal, der Familie, dem sozialen Umfeld, aus dem Internet und den sozialen Netzwerken, von Selbsthilfegruppen oder aus einem guten

Buch kommen. Es geht vielleicht nicht von heute auf morgen, aber mit etwas Glück ist jemand dabei, der die Frau gerade jetzt in ihrem Leidensdruck ernst nimmt, sie ermutigt, ihre Beschwerden nicht länger als „normal" zu betrachten, sondern abklären zu lassen – kurzum, etwas zu verändern.

Der klassische Weg führt dann zur Gynäkologin bzw. zum Gynäkologen. Im besten Fall trifft die Frau auf eine erfahrene Fachperson und erlebt in 25 bis 30 Minuten jene Trendumkehr, die alles verändert. Denn in dieser Zeit sollte es einem entsprechend geschulten Facharzt bzw. einer Fachärztin möglich sein, eine erste Verdachtsdiagnose zu stellen.

ANAMNESEGESPRÄCH: DAS WICHTIGSTE ZUERST

Das Gespräch mit der Patientin ist in meinen Augen der mit Abstand wichtigste Abschnitt auf dem Weg zur Diagnose. Ich würde sogar sagen, eine sorgfältige Anamnese ist die halbe Diagnose. Durch genaues Hinhören und eine exakte Erhebung der Symptome sowie der Umstände ihres Auftretens sollte eine Endometriose zumindest in Betracht gezogen werden können.

Beim Anamnesegespräch kommt es stark auf den ersten Eindruck an. Das menschliche Gehirn braucht nur etwa eine Zehntelsekunde, um ein Urteil über eine unbekannte Person zu fällen. Das erste Gespräch zwischen Ihnen und der Ärztin oder dem Arzt ist enorm wichtig. Hier entscheidet sich nämlich, ob eine Vertrauensbasis entstehen kann. Wie ein solches Gespräch verläuft, ist so individuell wie die Beteiligten selbst.

Damit es erfolgreich ist, sind zwei Punkte wichtig: Zum einen muss die Patientin bereit sein, offen und ohne Hemmungen zu reden. Ich sage es ebenso offen: Manchmal ist es nicht förderlich, wenn der Partner in diesem Moment neben ihr sitzt. Meine Erfahrung zeigt mir, dass Frauen vieles, das in der Paarbeziehung bisher unausgesprochen blieb, dem Arzt bzw. der Ärztin eher anvertrauen, wenn der Partner beim Erstgespräch nicht zugegen ist. Selbstverständlich müssen Probleme dann auch innerhalb des Paares besprochen werden. Zunächst diese einmal mit einer außerhalb der Partnerschaft stehenden Fachperson zu besprechen, macht oft vieles leichter.

Und zum anderen muss die Gynäkologin bzw. der Gynäkologe empathisch sein, vor allem genau hinhören und dem Gespräch durch gezielte Fragen eine klare Struktur verleihen. Man kann eine halbe Stunde über Gott und die Welt reden oder aber in einem guten Arzt-Patientin-Gespräch alle notwendigen Informationen zum Gesundheitszustand der Patientin zusammentragen, um ihr dann auch wirklich helfen zu können. Ein gut strukturiertes zehnminütiges Gespräch bringt deutlich mehr als eine letztendlich wenig sinnvolle, simple Plauderei.

Für das Erstgespräch ist im Normalfall reichlich Zeit eingeplant, damit sich der behandelnde Arzt bzw. die Ärztin ein umfassendes Bild von Ihnen machen kann. Es ist vorteilhaft, wenn Sie sich auf das Gespräch und die zu erwartenden Fragen bereits im Vorfeld vorbereiten. Machen Sie sich Notizen und haben Sie keine Scheu, Ihre Fragen einzubringen.

Was beim Anamnesegespräch gefragt wird bzw. gefragt werden sollte:

- **Vorstellungsgrund und aktuelles Anliegen:** eigenständiger Bericht der Patientin über die aktuelle Situation
- **Gynäkologische Anamnese:** symptomorientiert
  - ↘ Schmerzen: Lokalisation, Dauer, Stärke, Charakter, Auslöser, Ausstrahlung, Bezug zu Zyklus und Geschlechtsverkehr
  - ↘ Die vier „D", die besonders bei Verdacht auf Endometriose wichtig sind: Dysmenorrhoe, Dysurie, Dyspareunie, Dyschezie sowie menstruationsunabhängige Schmerzen
  - ↘ Zyklusunregelmäßigkeiten: erste Regelblutung, letzte Periode, Blutungsdauer, Zykluslänge, Blutungsstärke, Blutungsstörungen wie Dauerblutungen, Zwischenblutungen, längeres Ausbleiben der Menstruationsblutung, Menopause
- **Geburtshilfliche Anamnese:** Anzahl und Verlauf von Schwangerschaften und Geburten, Fehlgeburten, Schwangerschaftsabbrüche, Eileiterschwangerschaften, sonstige Schwangerschaftskomplikationen
- **Allergien und Nahrungsmittelunverträglichkeiten**
- **Empfängnisverhütung:** Art und Dauer
- **Infektiologische Anamnese:** vermehrter Vaginalausfluss, Jucken, Brennen im Genitalbereich, Schmerzen, Rötungen oder Schwellungen im Genitalbereich
- **Kinderwunschanamnese:** Dauer des Kinderwunsches, Sexualverhalten, Sterilitätsursachen (inkl. Partneranamnese), Zyklusanamnese, Risikofaktoren für Sterilität/Infertilität, gegebenenfalls bisherige Schwangerschaften bzw. reproduktionsmedizinische Behandlungen
- **Erweiterte Anamnese** mit Fragen nach Medikamentenkonsum, allgemeine Begleiterkrankungen: Bluthochdruck,

Gerinnungsstörungen usw., Voroperationen, Nikotin-, Alkohol-, Drogenkonsum
- **Familienanamnese** insbesondere in Bezug auf Krebserkrankungen und erbliche Erkrankungen

Die Reihenfolge der Fragen spielt keine Rolle und kann situations- und beschwerdebedingt auch unterschiedlich sein. Werden Sie Ihnen gestellt, ist das ein erster Hinweis, dass Sie an den richtigen Arzt bzw. die richtige Ärztin geraten sind. Ihre Antworten helfen dabei, mögliche Differentialdiagnosen auszuschließen und zumindest eine Verdachtsdiagnose auf Endometriose zu stellen. Am Ende des Gesprächs und nach einer eingehenden Untersuchung wird Ihre Ärztin oder Ihr Arzt das weitere Vorgehen mit Ihnen besprechen. Sollten dabei Unklarheiten bestehen, sprechen Sie diese bitte offen an.

KÖRPERLICHE UNTERSUCHUNG: GESCHULTE AUGEN UND HÄNDE

Bevor modernste Diagnosetechnik zum Einsatz kommt, geht es darum, zu schauen und zu tasten. Ich erwähne das, weil es für manche meiner Kolleginnen und Kollegen nicht zur Standardvisite gehört. Entsprechend geschulte Augen und Hände können in nur fünf Minuten wichtige Informationen sehen und ertasten. Sie helfen dabei, sich ein Bild von einer Patientin und ihren Beschwerden zu machen. Wie ist das Gangbild? Nimmt sie eine Schonhaltung beim Gehen, Stehen und Sitzen ein? Ist sie blass oder wirkt sie frisch und vital? Ist sie schlank oder von eher runderer Natur? Ist der Händedruck kraftvoll oder schwach? Wirkt sie mutlos, besorgt und deprimiert oder kämpferisch und offen? Die äußere Erscheinung sagt so viel aus, ohne dass noch viele Worte gewechselt sind.

Auch bei der Untersuchung ist es zunächst der geschulte Blick, der viel Wichtiges erfasst. Beim Betrachten des äußeren Genitalbereiches können Verletzungen, Fehlbildungen, Rötungen und Veränderungen auffallen, die möglicherweise die einzige oder eine unter mehreren Ursachen für Schmerzen sein können. Mit Hilfe eines Spekulums, das in die Scheide eingeführt wird, werden Scheidenhaut und Gebärmutterhals sowie gegebenenfalls Auffälligkeiten für die Ärztin bzw. den Arzt sichtbar. Wer hier aufmerksam untersucht, kann bereits sehr viel Aufschlussreiches sehen.

Dasselbe gilt für die Tastuntersuchung (Palpation). Ist die Bauchdecke angespannt, lassen sich darunter Vorwölbungen ertasten und durch den leichten oder festeren Druck auf den Bauch werden Schmerzen ausgelöst. Um die inneren Organe sowie deren Größe, Beschaffenheit, Verschieblichkeit und mögliche weitere Veränderungen beurteilen zu können, ist das Abtasten des Unterleibes der Frau von innen – durch die Scheide – und von außen notwendig. Dabei werden die Scheidenwände, das Scheidengewölbe und der Beckenboden mit den Fingern einer Hand über die Scheide von innen abgetastet, während die andere Hand von außen Gebärmutter, Eileiter und Eierstöcke untersucht. Auch eine rektovaginale Tastuntersuchung (über After und Scheide) kann unter Umständen notwendig sein, um Hinweise auf eine mögliche Darm-Endometriose zu erhalten. Wie bei jeder körperlichen Untersuchung sollte die Patientin darüber aufgeklärt und ihr Einverständnis zur Untersuchung eingeholt werden. Gerade bei der Erstvisite sind viele diagnostische Schritte nicht nur ungewohnt und mitunter unangenehm, sondern des Öfteren auch schmerzhaft. Endometriose-Herde reagieren besonders empfindlich auf Druck und Berührung – sowohl von außen als auch von innen. Dies erklärt, warum Geschlechtsverkehr bei vielen Betroffenen starke Schmerzen verursacht.

ULTRASCHALL: DIE BILDER AUS DEM INNEREN

Über Ultraschall wird der Unterbauch zuerst über die Bauchdecke, danach durch das Einführen einer stabförmigen Ultraschallsonde in die Scheide untersucht. Diese Sonde sendet Ultraschallwellen und fängt die von den Geweben reflektierten Signale wieder ein. Ein Computer erzeugt daraus eine bildliche Darstellung, die eine genaue Beurteilung der inneren Organe ermöglicht.

Sowohl Endometriose-Zysten als auch tief infiltrierende Endometriose-Herde und Adenomyose-Herde können mit Ultraschall hervorragend dargestellt und bildlich dokumentiert werden. Werden dabei auffällige Stellen sichtbar, können diese Punkte – zur Absicherung der Diagnose – gezielt mit der Ultraschallsonde angesteuert und damit Schmerzen ausgelöst werden. Wenn also ein Arzt oder eine Ärztin die Patientin vor baldigem Schmerz warnt, dann hat das weniger mit hellseherischen Fähigkeiten zu tun als vielmehr damit, dass der- oder diejenige im Umgang mit dem Ultraschallgerät viel Übung und entsprechendes Endometriose-Fachwissen hat. Denn Übung macht in diesem Fall wirklich den Meister bzw. die Meisterin.

Die Ausdehnung der durch die Endometriose verursachten Gewebeveränderung kann auf dem Ultraschallbild abgemessen, die Struktur der jeweiligen Veränderung beurteilt und die Lage und Beweglichkeit zu den umgebenden Strukturen bestimmt werden. Das sind alles unabdingbare Informationen, um die Endometriose genau beschreiben, eine erste Stadieneinteilung vornehmen und Therapieoptionen erstellen zu können – ohne operativ-laparoskopischen Eingriff. Die Gefäßversorgung und Flussgeschwindigkeit der versorgenden Blutgefäße gibt zusätzliche Informationen, die wichtig sind, um einen Verdacht auf bösartige tumoröse Veränderungen ausschließen zu können.

Nach der Ultraschalluntersuchung sollte nicht nur die Verdachtsdiagnose bestätigt sein, sondern auch ein umfassenderes Bild der Endometriose vorliegen, die eine Einordnung in die bereits erwähnten ENZIAN- und rASRM-Skalen ermöglicht. In über 80 Prozent aller Fälle ist das Ausmaß der Erkrankung so weit abgeklärt, dass auch ein erster Therapievorschlag möglich ist oder zumindest die Aussage gemacht werden kann, ob eine Operation notwendig sein wird oder nicht.

Die Ultraschalluntersuchung hat in den vergangenen Jahren in der Diagnose der Endometriose enorm an Bedeutung gewonnen. Absolut nicht mehr notwendig ist es, für die Diagnosestellung eine Laparoskopie – die sogenannte Bauchspiegelung – durchzuführen. Die Diagnose muss heute in den allermeisten Fällen nichtinvasiv möglich sein, dafür ist ein histologischer Befund, der über eine Bauchspiegelung gewonnen wird, nicht mehr zwingend notwendig. Selbst wenn für eine Laparoskopie nicht mehr der Bauch aufgeschnitten werden muss, sondern drei kleine Öffnungen in der Bauchdecke reichen, so handelt es sich dennoch um einen operativen Eingriff in Vollnarkose.

MRT: DETAILGENAUE AUFNAHMEN

In den geschätzt 20 Prozent der Fälle, in denen die Ultraschalluntersuchung keine ausreichende Klarheit bringt, sind weitere Untersuchungen notwendig, zum Beispiel eine Magnetresonanztomografie (MRT). Die Patientin wird in ein röhrenförmiges Gerät geschoben, in dem mithilfe eines starken Magnetfeldes und von Radiowellen detailgenaue Bilder aus dem Körperinneren erstellt werden. Auf MRT-Bildern sind vor allem Weichteile wie innere Organe, Sehnen, Bänder, Knorpel sehr gut zu erkennen. Ein Bild kann kleinste Veränderungen darstellen, selbst wenn endometriosebedingte Veränderungen und Wucherungen außerhalb der Reichweite der Ultraschallwellen sind.

Spätestens jetzt steht die Diagnose und damit der Beweis, auf den viele Frauen lange Zeit gewartet haben. Der Beweis, dass es eine Ursache für ihre Schmerzen und Beschwerden gibt, dass sie nicht verrückt sind, wie man ihnen vermittelt hat. Oft ist der sprichwörtliche Stein, der den Frauen in diesem Moment vom Herzen fällt, tatsächlich zu hören. Die Sorge und der Druck, dass wieder nichts gefunden wird, obwohl die Frau spürt, dass etwas nicht stimmt, sind oft wirklich enorm.

Doch bei aller Erleichterung ist auch etwas Zurückhaltung und Vorsicht geboten. Die Redewendung, dass man Flöhe und Läuse haben kann, bringt es nämlich gut auf den Punkt: Weisen Anamnese und Untersuchungen auf Endometriose hin, bedeutet das nicht, dass es nur das ist und man alles andere ausschließen kann. Wie erwähnt, kann der Schmerz über die Jahre vom Symptom zur Krankheit geworden sein. Allein die Behandlung der Endometriose beseitigt dann noch nicht oder nur unzureichend die bestehenden Schmerzen. Außerdem müssen alle möglichen Differentialdiagnosen ausgeschlossen werden. Ein Problem kommt häufig nicht allein.

Eine Abklärung aller Differentialdiagnosen nach dem Ein- und Ausschlussprinzip ist auch dann notwendig, wenn sich der Verdacht auf Endometriose bei den Untersuchungen nicht bestätigt. Hier wird es notwendig, andere Kolleginnen und Kollegen einzubeziehen – Urologen, Chirurgen oder Rheumatologen, Gastroenterologen, Schmerzmediziner, Ernährungsmediziner, Psychologen, Physiotherapeuten, Kollegen mit speziellen Kenntnissen in komplementärmedizinischen Methoden ...

LAPAROSKOPIE: OPERATION DURCHS SCHLÜSSELLOCH

Erst wenn alle nichtinvasiven Diagnoseschritte ausgeschöpft sind und eine Ursache der Beschwerden immer noch nicht feststeht, sollte man zur Diagnosefindung an eine Laparoskopie denken. Dabei handelt es sich um einen Eingriff unter Vollnarkose. Über einen kleinen, zehn Millimeter großen Hautschnitt im Nabel wird ein Laparoskop, das mit einer Kamera verbunden ist, in den Bauchraum eingeführt. Dieser ist zuvor mit Kohlendioxid, einem für die Bauchhöhle unschädlichen Gas, gefüllt worden, um die Bauchdecke von den Bauch- und Beckenorganen abzuheben. Das Bild, das die Kamera im Bauchraum aufnimmt, wird auf mehrere Monitore im Operationssaal übertragen. Auf diese Weise kann sich der Chirurg optimal im Bauchraum orientieren.

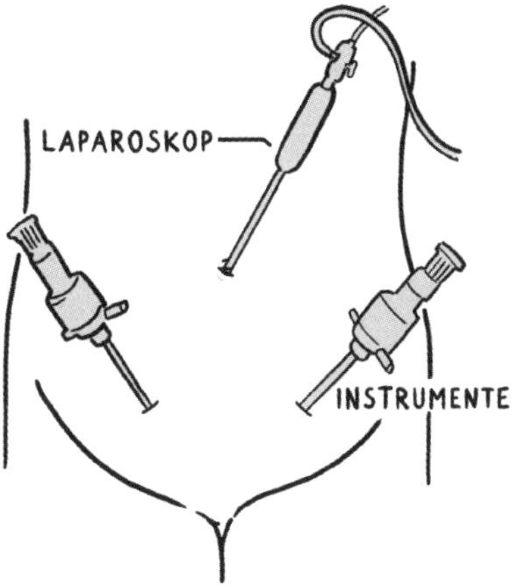

LAPAROSKOPIE
EINSCHNITTE

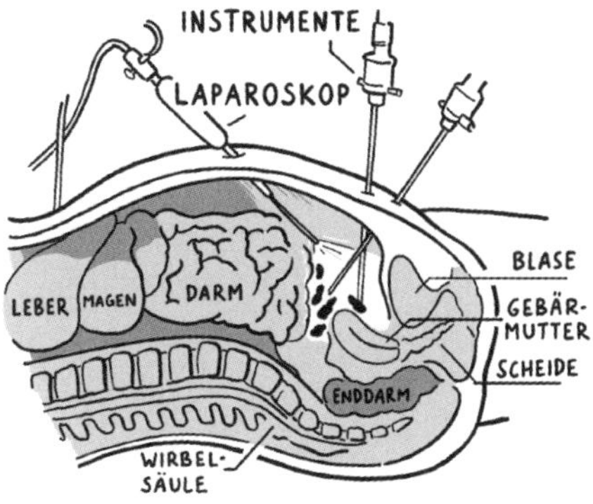

LAPAROSKOPIE
LÄNGSSCHNITT

Über zwei, drei weitere, nur etwa fünf Millimeter lange Schnitte im Unterbauch werden sämtliche für die Operation notwendigen Instrumente in den Bauchraum eingeführt. Damit können alle notwendigen diagnostischen Untersuchungen im Bauchraum durchgeführt und die Endometriose direkt sichtbar gemacht werden. Endometriose-Herde oder von ihr verursachte krankhafte Veränderungen sollten unmittelbar chirurgisch entfernt werden. Das muss vor der Laparoskopie aber mit der Patientin besprochen, sie entsprechend ausführlich aufgeklärt und ihre Einwilligung eingeholt werden.

Mit dem Eingriff ist ein stationärer Aufenthalt von wenigen Tagen verbunden. Der Druck des in den Bauchraum geblasenen Kohlendioxids auf das Zwerchfell kann sich mitunter auch noch Tage nach dem Eingriff durch Schmerzen in Schultern und Armen bemerkbar machen. Alles in allem ist die Laparoskopie kein marginaler Eingriff, der deshalb nur bei einer klaren Indikation durchgeführt werden sollte. Auf jeden Fall sollte ein zweizeitiges Vorgehen vermieden werden, bei dem zuerst die Diagnose der vorliegenden Endometriose gestellt und erst in einem weiteren operativen Eingriff die chirurgische Therapie erfolgt. Passiert das, ist dies ein eindeutiges Zeichen für die Unerfahrenheit der behandelnden Ärztinnen und Ärzte. Bei bestehendem Kinderwunsch oder bei Blutungsstörungen sollte die operative Abklärung auf jeden Fall durch eine Gebärmutterspiegelung, eine sogenannte Hysteroskopie, vervollständigt werden.

Stichwort

Hysteroskopie

Eine Gebärmutterspiegelung (Hysteroskopie) erlaubt dem Arzt bzw. der Ärztin einen Einblick in die Gebärmutterhöhle über den natürlichen Zugangsweg der Scheide. Für diese Untersuchungs- und Behandlungsmethode sind also keine Schnitte wie bei der Laparoskopie notwendig, sondern das Hysteroskop – ähnlich zum Laparoskop ein Instrument, das mit einer Kameraoptik verbunden ist – wird über die Scheide und den Gebärmutterhals in die Gebärmutter eingeführt. Werden Auffälligkeiten wie Myome, Polypen, Verwachsungen sichtbar, können sie sofort entfernt werden. Dafür werden über die Scheide entsprechende gynäkologische Instrumente eingeführt und unter Sichtkontrolle operiert. Kleinere Eingriffe können ohne oder mit örtlicher Betäubung erfolgen, größere Eingriffe unter Vollnarkose. Bei Endometriose-Patientinnen wird eine Hysteroskopie meist zugleich mit einer Laparoskopie und damit in Vollnarkose gemacht.

Fragen aus der Praxis

Ich habe gehört, dass man die Pille mindestens zwei Monate vor der Bauchspiegelung absetzen soll, weil man dann auch sehr kleine Endometriose-Herde besser sehen kann. Das wäre für mich der absolute Horror, weil mir sonst kein Schmerzmittel hilft.

Das wurde früher tatsächlich so empfohlen, diese Meinung hat sich aber geändert. Man sieht die Herde deshalb nicht besser. Für viele Frauen sind die Schmerzen ohne die Pille wirklich kaum auszuhalten. Zum Absetzen der Pille vor der Bauchspiegelung würde ich Ihnen nur raten, wenn es eine familiäre Vorbelastung für Thrombosen gibt. In diesem Fall kann ein chirurgischer Eingriff, noch dazu in Kombination mit der Pille, das Thromboserisiko erhöhen.

Bei mir besteht der Verdacht auf Endometriose und Adenomyose. Meine Ärztin hat mir nun zu einer Bauch- und Gebärmutterspiegelung geraten, sie sagt, ein MRT würde nicht viel zusätzliche Erkenntnis bringen. Ist das der einzige Weg oder kann man nicht stattdessen eine Hormontherapie machen? Wenn sich der Verdacht bei der Bauchspiegelung bestätigt, würde eine Hormontherapie folgen. Ich bin 24 und möchte erst in etwa fünf Jahren schwanger werden.

Wenn der Verdacht auf Endometriose bei einer Ultraschalluntersuchung gestellt wurde, dann ist das – in spezialisierten Händen – als Diagnose ausreichend. Dann sind weder eine zusätzliche Bauch- oder Gebärmutterspiegelung noch ein MRT notwendig. Aber vielleicht konnte Ihre Ärztin nicht alles genau abklären und rät deshalb dazu. Ich würde Ihnen raten, eine Ultraschalluntersuchung in einem Endometriose-Zentrum durchführen zu lassen. Sollte diese ergebnislos bleiben, kann eine Untersuchung mittels MRT erfolgen. Eine Hormontherapie kann auch auf Verdacht durchgeführt werden, wenn sie erfolgreich ist, wäre dies auf jeden Fall ausreichend. Eine Bauchspiegelung zur reinen Diagnosesicherung würde ich in Ihrem Fall nur dann empfehlen, wenn alle anderen Abklärungen nicht zu einer Diagnose und einer entsprechenden Therapieoption geführt haben.

Wie funktioniert die Nachsorge nach einer Bauchspiegelung? Wie oft muss man zur Kontrolle danach?

Nach einer Bauchspiegelung sollte man nach sechs bis acht Wochen zur Kontrolluntersuchung, um zu sehen, ob alles gut verheilt ist. Die weiteren Kontrollintervalle hängen davon ab, was bei der Operation gemacht wurde, welche Organe betroffen waren, in welchem Stadium die Erkrankung war, wie gut die Herde bei der Operation entfernt wurden und ob Sie eine hormonelle Therapie im Anschluss machen.

Ich habe vor einem halben Jahr die Diagnose Endometriose bekommen. Jetzt war ich in einem Endometriose-Zentrum für eine Zweitmeinung. Ultraschall und MRT sind bei mir unauffällig. Daher hat der Arzt mir angeboten, die OP zur Diagnose zu machen. Das mag sich dumm anhören, aber ich habe Angst, dass nichts gefunden wird und ich wieder bei null stehe. Außerdem ist es eben eine OP, kein einfacher Test … In einem anderen Zentrum wurde bei mir Hashimoto diagnostiziert, was laut den Ärzten dort ähnliche Beschwerden verursachen kann. Das wird aktuell nicht behandelt, da mein Hausarzt meinte, die Werte seien in Ordnung. Ich weiß nicht mehr weiter. Soll ich mich operieren lassen?

Wenn ich Sie richtig verstehe, wurde bei Ihnen die Diagnose Endometriose über eine Untersuchung festgestellt. Es bedarf deshalb keinesfalls mehr einer Bauchspiegelung, nur um diese Diagnose zu untermauern. Eine der gängigen medikamentösen und/oder komplementären Therapien stehen für Sie im Vordergrund. Ob eine Operation zur Behandlung einer besonderen Schwere Ihrer Erkrankung notwendig ist, muss ein erfahrener Endometriose-Spezialist über die durchgeführten Untersuchungen festlegen können. Wichtig wäre zu wissen, welche Beschwerden Sie haben. Ich würde auf jeden Fall die Hashimoto-Thyreoiditis behandeln, da sich so wirklich viele Beschwerden verbessern können.

Behandlung

Endometriose kann man zwar nicht vollständig heilen, aber sie lässt sich so weit behandeln, dass die Lebensqualität der betroffenen Frauen erheblich verbessert und ein bis dahin unerfüllter Kinderwunsch realisierbarer wird.

Eine einzelne, allgemeingültige Therapie gibt es allerdings bis heute nicht. Endometriose ist eine komplexe, chronische, systemische, entzündliche, gynäkologische Erkrankung, für deren erfolgreiche Behandlung ein multidisziplinärer und holistischer Ansatz unbedingt erforderlich ist. Die Therapien reichen von der hormonellen und Schmerztherapie über operative laparoskopische Eingriffe bis hin zu Lebensstiländerungen, physiotherapeutischen und psychologischen Behandlungen. Auch eine ganze Reihe weiterer komplementärmedizinischer Methoden können zum Behandlungserfolg beitragen.

Jede Behandlung muss individuell auf die Patientin abgestimmt werden und sich an ihren persönlichen Bedürfnissen orientieren: Für manche Frauen steht die Schmerzfreiheit oder zumindest eine spürbare Linderung der Schmerzen im Vordergrund, andere erhoffen sich eine Behandlung ihrer Blutungsstörungen, wieder andere wünschen sich ein Kind. Wesentlich in der Behandlung ist aber auf jeden Fall auch und unbedingt, die Organfunktionen zu erhalten und langfristige Schäden zu verhindern.

Die Therapie basiert auf vier Säulen, die je nach Patientin manchmal einzeln, oft in Kombination, bei einigen nur vorübergehend, bei anderen längerfristig zum Einsatz kommen.

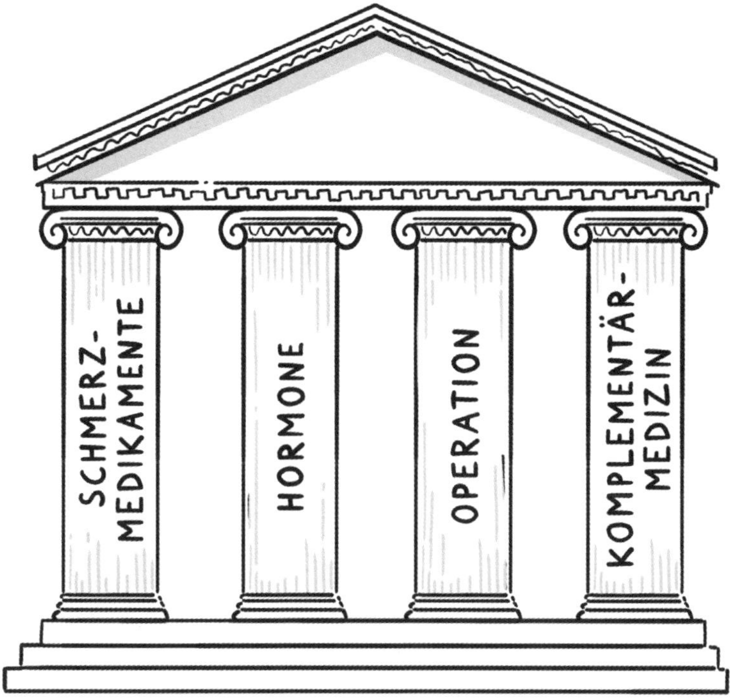

Prinzipiell gilt, dass die Behandlung von Endometriose einen langen Atem erfordert – in erster Linie von der Patientin, aber auch von den behandelnden Ärztinnen und Ärzten.

Nicht außer Acht lassen darf man das Arzt-Patientin-Verhältnis. Das Vertrauen in den Arzt oder die Ärztin sowie das Gefühl, kompetent und einfühlsam behandelt zu werden, sind Grundvoraussetzungen für eine erfolgreiche Therapie. Ohne diese Basis sinkt die Bereitschaft zur Umsetzung der vorgeschlagenen Therapie – und damit auch ihre Wirksamkeit.

MEDIKAMENTÖSE SCHMERZTHERAPIE

Das Hauptsymptom bei Endometriose sind Schmerzen, die oft extrem stark und massiv beeinträchtigend für die Lebensqualität sind. Deshalb ist der erste und wichtigste Schritt in der Behandlung, diese Schmerzen zu lindern oder im besten Fall vollständig zu beseitigen.

Viele Endometriose-Patientinnen berichten, dass sie, wann immer möglich, auf Schmerzmittel verzichten und diese nur dann einnehmen, wenn die Schmerzen unerträglich werden. Da diese Medikamente auch Nebenwirkungen haben können, ist es sicherlich gut, dass sie nicht ohne Grund eingenommen werden. Allerdings ist erfahrungsgemäß die Wirkung besser, wenn sie frühzeitig eingenommen werden, sodass sich eine stärkere Schmerz- und Entzündungssituation gar nicht erst einstellen kann. Zudem kann sich ein über lange Zeit nicht behandelter Schmerz festsetzen, also chronisch werden. Und chronische Schmerzen können die Nervensensibilität langfristig ungünstig verändern, wie wir bereits erfahren haben (siehe Seite 73). Das kann mit Schmerzmitteln teilweise verhindert werden. Dafür sind drei Punkte entscheidend: die richtigen Schmerzmedikamente, in der richtigen Dosierung zur richtigen Zeit.

Welche Medikamente?

Da der Endometriose entzündliche Reaktionen zugrunde liegen, sind Schmerzmittel mit einer entzündungshemmenden Wirkung erforderlich. Besonders geeignet sind sogenannte nicht-steroidale Antirheumatika (NSAR) oder Antiphlogistika. Diese entzündungshemmenden und schmerzlindernden Wirkstoffe wie Ibuprofen,

Ketoprofen, Diclofenac, Mefenaminsäure blockieren die Freisetzung von Prostaglandinen – Gewebehormone, die eine entscheidende Rolle bei der Entstehung von schmerzhaften Entzündungen und Dauerschmerzen spielen.

Im Vergleich dazu erweisen sich vorwiegend fiebersenkende Mittel wie Paracetamol, Metamizol sowie krampflösende Medikamente wie Buscopan deutlich weniger effektiv bei Endometriose-Schmerzen. Auch Cortison, obwohl stark entzündungshemmend, ist bei Endometriose aufgrund der möglichen Nebenwirkungen bei längerer Anwendung nicht geeignet.

Schmerzmittel aus der NSAR-Kategorie sind auch opioidhaltigen Medikamenten klar vorzuziehen. Diese werden häufig verschrieben, wenn andere Mittel nicht mehr helfen. Opioide haben ein erhebliches Suchtpotenzial, weshalb ihr Einsatz bei jungen Patientinnen mit Endometriose-Schmerzen sehr sorgfältig abgewogen werden muss. Außerdem wirken sie sich auch negativ auf die Darmtätigkeit aus. Da viele Frauen mit Endometriose ohnehin unter Verdauungsproblemen leiden, sind diese Medikamente in der Regel alles andere als hilfreich.

Endometriose-Herde können Nerven, die in der unmittelbaren Nachbarschaft liegen, durch Druck oder Infiltration irritieren und auf diese Weise neuropathische Schmerzen verursachen. Vermutet man anhand der Symptome und Untersuchungsbefunde einen neuropathischen Schmerzmechanismus, sollten sogenannte Co-Analgetika eingesetzt werden. Dazu gehören Medikamente, die üblicherweise bei Depressionen und bei neurologischen Krampfanfällen eingesetzt werden. Der Einsatz solcher Medikamente setzt ein vertrauensvolles Arzt-Patientin-Verhältnis voraus, da es sonst zu Missverständnissen kommen kann. Verwendet werden vorwiegend die trizyklischen Antidepressiva sowie als antikonvulsive Medikamente Pregabalin und Gabapentin.

Gut zu wissen

Cannabis: eine neue Hoffnung für Schmerzmanagement und Entzündungshemmung?

Herkömmliche Therapien wie Hormonbehandlungen, Schmerzmittel, operative Eingriffe zeigen nicht selten Nebenwirkungen oder begrenzte Wirksamkeit, weshalb alternative Behandlungsoptionen zunehmend in den Fokus rücken. Ein Beispiel dafür ist Cannabis.

Wie wirkt Cannabis in unserem Körper?

Zur kurzen Darstellung erläutere ich hier das „Endocannabinoid-System" (ECS), ein biologisches Regulationssystem, das eine zentrale Rolle bei der Schmerzempfindung, Immunmodulation und Entzündungshemmung spielt. Es besteht aus:

- endogenen Cannabinoiden (z. B. Anandamid, 2-Arachidonyglycerol);
- Cannabinoid-Rezeptoren (CB1 und CB2);
- Enzymen, die Cannabinoide abbauen oder synthetisieren.

Forschungen zeigen, dass das ECS bei Frauen mit Endometriose verändert sein könnte. So fand man in einer klinischen Studie von 2017, dass Frauen mit Endometriose niedrigere Anandamid-Spiegel aufweisen, was mit einer verstärkten Schmerzempfindlichkeit und Entzündung in Verbindung gebracht wird. Zudem gibt es Hinweise darauf, dass das ECS direkt mit dem Wachstum von Endometriumzellen zusammenhängt. Es bestehen klinische Hinweise dafür, dass die Aktivierung von CB1- und CB2-Rezeptoren das Wachstum von Endometriose-Läsionen hemmen kann.

Cannabis enthält über 100 aktive Cannabinoide, von denen insbesondere zwei medizinische Relevanz haben: THC (Tetrahydrocannabinol) und CBD (Cannabidiol).

THC hat schmerzlindernde, entzündungshemmende und muskelentspannende Eigenschaften und kann deshalb bei Dysmenorrhoe und krampfartigen Unterleibsschmerzen helfen.

CBD reduziert Entzündungen, wirkt antioxidativ und neuroprotektiv, hat keine psychoaktiven Effekte (im Gegensatz zu THC) und kann neuropathische Schmerzen lindern, die durch Endometriose ausgelöst werden.

Wahrscheinlich wirkt THC und CBD am besten in Kombination, insbesondere zur Schmerzreduktion und Hemmung entzündlicher Prozesse in der Bauchhöhle.

Mehrere Studien zur medizinischen Anwendung von Cannabis haben gezeigt, dass ein beachtlicher Teil der Patientinnen eine bedeutende Schmerzreduktion, eine Verbesserung des Schlafes und eine Verminderung der Schmerzmitteldosierung erzielen konnten.

Therapeutische Anwendung von Cannabis bei Endometriose

Welche Formen von Cannabis sind geeignet?

- Öle und Tropfen (sublingual): für eine präzise Dosierung und lang anhaltende Wirkung
- Inhalation (Vaporizer): für eine schnelle Wirkung bei akuten Schmerzen
- Kapseln oder Esswaren: für eine gleichmäßige, lang anhaltende Wirkung
- Topische Cremes mit CBD: bei lokalisierten Schmerzen

Dosierung und Sicherheit:

- THC-dominierte Präparate: eher für starke Schmerzen, jedoch mit möglichen Nebenwirkungen (Schwindel, Müdigkeit, Psychoaktivität)
- CBD-dominierte Präparate: gut verträglich, entzündungshemmend, angstlösend, ohne berauschende Wirkung
- 1 : 1-THC/CBD-Mischungen: Könnte laut mehreren Studien die effektivste Kombination sein

Viele Länder erlauben mittlerweile medizinisches Cannabis auf Rezept für schwere chronische Schmerzen, inklusive Endometriose. Allerdings variieren die rechtlichen Bestimmungen stark.

Nebenwirkungen und Kontraindikationen

Obwohl Cannabis für viele Frauen eine gut verträgliche Alternative darstellt, sind folgende Aspekte zu beachten:

- Müdigkeit oder Konzentrationsprobleme bei THC-haltigen Produkten;
- Wechselwirkungen mit anderen Medikamenten (z. B. Antidepressiva, Blutdrucksenker);
- individuelle Empfindlichkeit gegenüber Cannabinoiden.

Cannabis als sinnvolle Ergänzung zur Endometriose-Therapie?

Die aktuelle Studienlage zeigt, dass Cannabis vielversprechend zur Linderung von Endometriose-Symptomen beitragen kann, insbesondere bei chronischen Schmerzen, Entzündungen und Muskelkrämpfen. Allerdings besteht noch Forschungsbedarf, um langfristige Auswirkungen, optimale Dosierungen und die besten Anwendungsformen zu definieren. Cannabis kann keine Heilung für Endometriose bieten, aber es stellt eine wertvolle ergänzende Behandlungsoption dar – besonders für Frauen, die auf konventionelle Schmerzmittel nicht ausreichend ansprechen oder unter deren Nebenwirkungen leiden. Zukünftige Forschungen könnten dazu beitragen, Cannabis in personalisierte Behandlungsstrategien zu integrieren – mit dem Ziel, die Lebensqualität vieler betroffener Frauen zu verbessern.

Wann einnehmen?

Schmerzmittel müssen schon beim ersten Anflug der Regelschmerzen und in genug hoher Dosierung eingenommen werden. Nimmt man die Medikamente mit Verspätung ein, braucht es meist viel mehr davon, um die Schmerzspitze zu durchbrechen. Ein Grund dafür ist die Wirkung der Prostaglandine, der körpereigenen Schmerzmediatoren. Sind diese bereits in großer Menge freigesetzt und ihre Rezeptoren an den Zellen besetzt, können Schmerzmittel ihre Wirkung nicht mehr entfalten. Wichtig ist also, die Ausschüttung der Prostaglandine frühzeitig zu blockieren, bevor sie die Schmerzprozesse in den Zellen in Gang setzen.

Gut zu wissen

Warum die frühe Einnahme entscheidend ist

Die Wirkung von Schmerzmedikamenten vergleiche ich gerne mit jener von Lawinensperren, wie sie in den Bergen häufig sind. Diese verhindern, dass sich Schneemassen in Bewegung setzen und als riesige und zerstörerische Lawinen ins Tal donnern.

Schmerzmedikamente hingegen verhindern im Körper eine lawinenartige Ausschüttung von sogenannten Prostaglandinen, von denen einige Entzündungen befeuern und – neben weiteren Entzündungszeichen – Schmerzen auslösen. Prostaglandine entstehen durch die Verstoffwechselung der im Körper natürlicherweise vorhandenen Arachidonsäure. Dafür sind zwei Enzyme, Cyclooxigenase-1 und -2 (COX-1 und COX-2), verantwortlich. Schmerzmedikamente der NSAR-Kategorie hemmen diese beiden Enzyme und damit die massive Ausschüttung der schmerzverursachenden Prostaglandine. Werden Schmerzmittel zu spät eingenommen, also erst wenn die Verstoffwechselung in Prostaglandine bereits in voller Fahrt ist, rollt die Schmerzlawine bereits und ist kaum mehr zu stoppen.

Übrigens ist auch eine häufige Nebenwirkung dieser Schmerzmedikamente über diesen Mechanismus erklärbar: Sie blockieren nicht nur jene Prostaglandine, die für die Schmerzentstehung essenziell sind, sondern auch jene, die für die Magenschleimproduktion verantwortlich sind. Deshalb muss mit diesen Schmerzmedikamenten auch ein sogenannter Magenschutz eingenommen werden, um Geschwüren und Blutungen der Magenschleimhaut vorzubeugen. Neuere Therapieansätze versuchen, durch eine gezielte Hemmung ausschließlich der COX-2 diese Nebenwirkung zu minimieren.

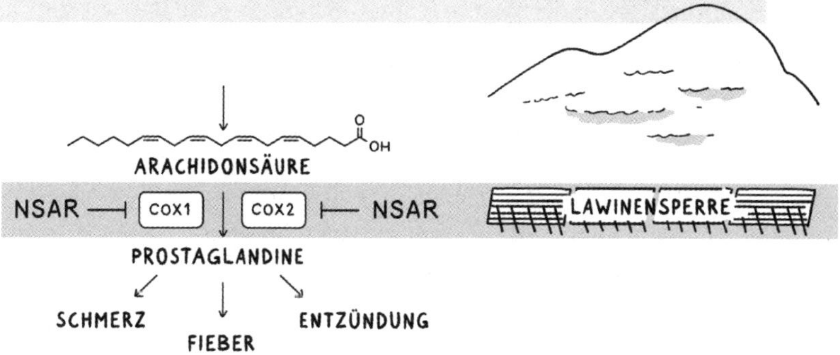

Wie viel einnehmen?

Neben dem richtigen Schmerzmittel und dem richtigen Zeitpunkt der Einnahme spielt auch die Dosierung eine große Rolle. NSAR-Medikamente sind in niedrigen Dosierungen rezeptfrei erhältlich, höhere Dosierungen sind verschreibungspflichtig. Damit sie wirken, müssen sie in einer ausreichend hohen Dosis verschrieben werden.

Zum Erfolg einer medikamentösen Therapie tragen also mehrere Faktoren bei. Oder anders gesagt, wenn ein Medikament nicht wirkt, kann vieles die Ursache sein: die Art des Medikamentes, die Dosierung und der Einnahmezeitpunkt. Mit der simplen Einnahme einer Tablette ist es oft nicht getan. Vielmehr ist ein genaues Abwägen bezüglich der Art des Schmerzmedikamentes, des Einnahmemodus, des Einnahmezeitpunktes und der Dosis notwendig, um die individuell wirksamste Schmerzlinderung zu finden.

HORMONELLE BEHANDLUNG

Um zu verstehen, warum eine hormonelle Therapie Schmerzen bei Endometriose lindern kann, erinnern wir uns an die Entstehung dieser Schmerzen. Meist treten die Beschwerden vor und während der Regelblutung besonders stark auf. Der Zyklus wird durch Hormone gesteuert: Östrogen sorgt für das Wachstum des Endometriums, während Progesteron es umwandelt und es entweder auf die Einnistung einer befruchteten Eizelle oder auf das Abbluten – den Eintritt der Regelblutung – vorbereitet.

Bei der Endometriose reagieren nicht nur die Schleimhautzellen in der Gebärmutterhöhle auf diese Hormone, sondern auch die

Endometriose-Herde in der Gebärmutterwand und außerhalb der Gebärmutter. Sie vermehren sich, werden größer und bluten ab. Gerade diese Blutungen verursachen die entzündlichen und schmerzhaften Reaktionen – sowohl durch die Reizung von Schmerzfasern als auch durch Entzündungsreaktionen in den Geweben und Muskelfasern.

Der wiederkehrende Auf- und Abbau der normalen Gebärmutterschleimhaut als auch der Endometriose-Herde wird also durch die zyklische Ausschüttung von Östrogen und Progesteron gesteuert. Schmerzen lassen sich daher unterbinden, indem der Hormonzyklus stabilisiert wird: Durch eine kontinuierliche Hormongabe werden die hormonellen Schwankungen „ausgeschaltet" und der Auf- und Abbau der Gebärmutterschleimhaut unterdrückt. Dadurch fällt die Regelblutung ganz aus oder ist nur noch als geringgradige Schmierblutung wahrnehmbar. Dasselbe geschieht in den Endometriose-Herden. Dies führt im Endeffekt dazu, dass die stark belastenden Schmerz- und Entzündungsreaktionen unterdrückt werden.

Erfolg und Grenzen der hormonellen Therapie

Als langfristige hormonelle Therapie kommen entweder eine reine Progesteronbehandlung (Minipille oder Gestagenpille) oder eine Kombination aus Östrogen und Progesteron (die meisten Antibabypillen) in Frage. Die Hormonspirale (Gelbkörperhormon) steht als weitere Therapieoption zur Verfügung. Dabei ist ein gezielter, individuell auf die betreffende Patientin abgestimmter Einsatz der Hormone entscheidend. Für kurzfristige Anwendungen stehen auch sogenannte GnRH-Agonisten und GnRH-Rezeptorantagonisten zur Verfügung.

Werden die Schmerzen eindeutig allein durch die Endometriose verursacht, ist eine hormonelle Therapie meist sehr erfolgreich.

Vorausgesetzt natürlich, dass die Frau nicht schwanger werden will. Alle bei Endometriose angewandten hormonellen Therapien haben nämlich auch eine empfängnisverhütende Wirkung. Besteht bei der Patientin also ein aktueller Kinderwunsch, sind diese Therapien keine Option.

Allerdings gilt es zu beachten, dass – wie wir bereits erfahren haben (siehe Seite 75) –, nicht jeder Schmerz direkt von der Endometriose bzw. den Entzündungen herrührt. Verspannungen im Unterleib oder Schonhaltungen können zusätzliche Beschwerden verursachen, gegen die Hormone allein nicht helfen. In solchen Fällen ist oft eine Kombination aus hormoneller Behandlung und Schmerzmitteln erforderlich, um die Lebensqualität zu verbessern.

Wie jede Therapie kann auch die hormonelle Behandlung Nebenwirkungen haben. Dazu gehören Flüssigkeitsretention, die zu geschwollenen Gliedmaßen und Ödemen führen kann, und psychogene Beschwerden wie Stimmungsschwankungen, Kopfschmerzen. Einige dieser Nebenwirkungen lassen sich durch eine Anpassung der Dosis oder der Verabreichungsform reduzieren. Sogenannte systemische Therapien wirken im gesamten Körper. Die Hormone werden dabei in Form von Tabletten, Spritzen, Gels, Pflaster oder Zäpfchen über Haut, Schleimhaut oder Magen-Darm-Trakt aufgenommen und in der Leber verstoffwechselt. Eine Dosisanpassung kann die Nebenwirkungen, allerdings auch die empfängnisverhütende Wirkung verringern. Das darf man nicht vergessen.

Eine Alternative kann eine lokale Hormontherapie sein, etwa durch die Hormonspirale. Diese gibt kontinuierlich niedrig dosiertes Progesteron direkt in der Gebärmutter ab. Da die Wirkung überwiegend auf die Gebärmutter begrenzt bleibt, wird lokal eine sehr wirksame hohe Konzentration des Gelbkörperhormons erreicht. Nur eine sehr geringe Konzentration tritt kontinuierlich in den Blutkreislauf, dadurch sind systemische Nebenwirkungen deutlich seltener. Die Hormonspirale hat sich insbesondere bei Adenomyose und bei gebärmutternahen Endometriose-Herden bewährt.

Behandlung mit GnRH-Analoga und GnRH-Rezeptorantagonisten

Zur Behandlung von Endometriose werden auch GnRH-Analoga und GnRH-Antagonisten eingesetzt. Wie erwähnt, steht GnRH für Gonadotropin-Releasing-Hormon. Es wird im Hypothalamus gebildet und im regelmäßigen Rhythmus von 90 bis 120 Minuten ausgeschüttet. GnRH ist gewissermaßen ein Schrittmacherhormon, weil es die Hyphophyse stimuliert, das Follikelstimulierende Hormon (FSH) und das Luteinisierende Hormon (LH) in genau der erforderlichen Menge freizusetzen, um die Bildung von Östrogenen und Progesteron im Eierstock anzuregen.

Durch eine kontinuierliche Verabreichung des GnRH-Hormons oder dessen Rezeptorantagonisten bleibt die Stimulation von FSH und LH aus. Letztlich führt dies dazu, dass das Endometrium nicht mehr aufgebaut wird, die Regelblutung bleibt also aus. Auch die Endometriose-Herde werden folglich nicht mehr stimuliert. Dieser Effekt ähnelt der hormonellen Situation der Frau nach der Menopause. Leider sind auch die Nebenwirkungen dieselben.

Der starke Abfall des Östrogenspiegels kann mittelfristig zu Osteoporose (Knochenschwund) führen. Darüber hinaus sind die typischen Wechseljahresbeschwerden wie Hitzewallungen, Schlafstörungen,

Stimmungsschwankungen für viele Frauen psychisch sehr belastend. Aus diesen Gründen brechen viele Patientinnen die Behandlung vorzeitig ab, und auch Ärztinnen und Ärzte verschreiben GnRH-Analoga heute zurückhaltender als früher.

Um die Nebenwirkungen des Östrogenentzugs abzumildern, kann die GnRH-Behandlung manchmal mit einer sogenannten Add-Back-Therapie kombiniert werden. Dabei wird zusätzlich eine geringe Dosis Östrogen und Progesteron verabreicht, etwa in Form der Pille. Auf diese Weise bleibt der Knochenschutz erhalten, und die hormonmangelbedingten Beschwerden werden reduziert.

Das alles muss bei einem möglichen Einsatz von GnRH-Rezeptorantagonisten und -analoga mitgedacht und mit der Patientin genau besprochen werden.

Therapieoptionen individuell abstimmen

Zusammenfassend lässt sich sagen, dass die hormonelle Therapie zahlreiche Möglichkeiten bietet, die individuell auf die Bedürfnisse der Frau abgestimmt werden können:

- Frauen, die die klassische Antibabypille mit 7-tägiger Einnahmepause gut vertragen, können diese durchgehend einnehmen, und umgehen damit die Regelblutung und die starken Schmerzen.
- Für Frauen, bei denen die Empfängnisverhütung nicht im Vordergrund steht, kann die geringstmögliche Hormondosis eine sinnvolle Lösung sein, um die Schmerzen in den Griff zu bekommen.
- Frauen, die ein Kombinationspräparat nicht vertragen, kann eine reine Progesterontherapie verschrieben werden. Ein Beispiel dafür wäre die Minipille. Auch hier kann die Dosis angepasst und bei Nebenwirkungen deutlich verringert werden.

- Frauen mit ausgeprägter Adenomyose profitieren oft stärker von der Hormonspirale als von Tabletten, Pflastern oder Gels.
- Patientinnen mit akuten, stärksten Symptomen kann eventuell mit GnRH-Antagonisten oder -Analoga geholfen werden, zumindest als Überbrückung, bis eine andere Therapieform gefunden werden kann.
- Häufig müssen auch Hormontherapien mit anderen Therapien wie Schmerzmitteln, komplementärmedizinischen Interventionen kombiniert werden, um bestmögliche Erfolge erzielen zu können.

Eine sorgfältige Anamnese ist essenziell, um die optimale hormonelle Behandlung zu finden, die dem Alter, den bisherigen Erfahrungen und den Wünschen der Patientin entsprechend angepasst wird.

Bei geschätzt jeder fünften Frau, die hormonell behandelt werden könnte, sind all die angeführten hormonellen Therapien aber keine Option. Manchmal lassen sich die Ängste vor einer Hormongabe nicht ausräumen oder die Nebenwirkungen nicht ausreichend lindern, sodass die Lebensqualität erheblich beeinträchtigt wird.

Gut zu wissen

Vor- und Nachteile der Pille

1960 kam die erste Antibabypille in den USA auf den Markt, und nur ein Jahr später war sie auch in Europa erhältlich. Diese Pille, damals unter dem Namen „Enovid“ bekannt, wurde ursprünglich vor allem zur Linderung von Menstruationsbeschwerden verschrieben. Ihre empfängnisverhütende

Wirkung galt zunächst als „Nebenwirkung". Während die Kirche und so manche gesellschaftlichen Institutionen lautstark dagegen protestierten, wurde die Pille von vielen Frauen gefeiert – als ein entscheidender Fortschritt in Richtung selbstbestimmter Empfängnisverhütung.

Doch die anfängliche Euphorie verebbte wieder und auch heute wird die Pille vor allem wegen ihrer potenziellen Nebenwirkungen oft kritisch gesehen. Besonders im Fokus steht dabei das leicht erhöhte Risiko für Thrombosen. Da die Wirkstoffe der Pille die Blutgerinnung beeinflussen können, besteht das Risiko, dass ein Blutgerinnsel wichtige Gefäße verschließt. Aus diesem Grund darf die Pille bei Frauen mit Blutgerinnungsstörungen nicht verschrieben werden. Ob eine solche Störung vorliegt, lässt sich durch eine exakte Anamnese und bei Bedarf durch eine zusätzliche Blutuntersuchung feststellen.

Ein weiterer Kritikpunkt ist der oft diskutierte Zusammenhang zwischen der Einnahme der Pille und einem erhöhten Brustkrebsrisiko. Mehrere Studien sprechen von einem etwa 20 Prozent höheren Risiko. Diese Daten muss man jedoch aufarbeiten und erklären. Frauen im gebärfähigen Alter haben ein sehr niedriges Risiko, an Brustkrebs zu erkranken. Deshalb bedeutet die 20-prozentige Risikoerhöhung eine insgesamt sehr geringe Wahrscheinlichkeit, an Brustkrebs zu erkranken. Genauer gesagt: Das Risiko, an Brustkrebs zu erkranken, liegt bei einer 25-jährigen Frau bei 0,4 Prozent. Das heißt, vier von 1000 Frauen entwickeln einen Brustkrebs. Eine 20-prozentige

Risikoerhöhung bedeutet also, dass 4,8 von 1000 Frauen daran erkranken. Außerdem müssen immer mehrere Faktoren betrachtet werden, zum Beispiel auch die Art der Pille und die Dauer der Einnahme. Das erhöhte Brustkrebsrisiko ist in meinen Augen als nicht signifikant einzustufen. Was in der Diskussion aber häufig übersehen wird: Die Pille senkt das Risiko, an Eierstock- oder Darmkrebs zu erkranken – und das deutlich.

Bei Endometriose legt die klassische Antibabypille, die auf einer Kombination von Östrogen und Progesteron basiert, durch die Zyklusstabilisierung die Krankheit sozusagen auf Eis. Was als Therapie dient, wirkt zugleich präventiv: Die Pille kann die Entstehung und das Fortschreiten der Endometriose verlangsamen oder sogar verhindern.

Darüber hinaus hat die Pille für Frauen bzw. Paare mit Kinderwunsch weitere Vorteile: Indem sie die Krankheit auf Eis legt, ist die Wahrscheinlichkeit für eine Schwangerschaft unmittelbar nach Absetzen der Pille besonders hoch. Vor allem aber verbessert sie die Lebensqualität während der Einnahmezeit deutlich. Eine Linderung der Schmerzen oder sogar Beschwerdefreiheit, die auch nach Absetzen der Pille eine Zeit lang anhält, führt bei den meisten Paaren dazu, dass sie wieder regelmäßigen Geschlechtsverkehr haben können – eine Grundvoraussetzung für eine natürliche Schwangerschaft. Denn unabhängig von den organischen Veränderungen, die Endometriose mit sich bringt und eine Schwangerschaft erschweren, leiden viele Paare unter einem stark reduzierten Sexualleben.

In Bezug auf die Nutzen-Risiko-Abwägung einer Therapie mit der Pille kann man also festhalten: Nach sorgfältig erhobener Anamnese zum Ausschluss aller Kontraindikationen und nach erfolgtem ausführlichen Beratungsgespräch durch Ihre behandelnde Gynäkologin oder Ihren Gynäkologen stellt die hormonelle Therapie, einschließlich der Antibabypille, eine langfristig anwendbare, gut verträgliche, zuverlässig wirkende und günstige Methode dar, Schmerzen und Blutungsstörungen bei Endometriose-Patientinnen zu behandeln.

Fragen aus der Praxis

Ich bin 19 und habe vor 1,5 Jahren Ryeqo verschrieben bekommen. Das ist die einzige Pille, die gegen die Schmerzen hilft. Jetzt habe ich im Internet gelesen, dass dieses Medikament die Knochendichte angreifen kann. Stimmt das?

Ryeqo ist ein Medikament, das lange nur für Myome, jetzt aber auch für die Behandlung der Endometriose zugelassen ist. Dabei handelt es sich um eine Kombination aus einem GnRH-Rezeptorantagonisten sowie Östrogen und Progesteron. Eine Therapie nur mit dem GnRH-Rezeptorantagonisten würde tatsächlich die Knochendichte verringern. Nachdem das Medikament aber auch Östrogen und Progesteron enthält, wirkt es sich nicht schwerwiegend auf die Knochen aus. Bei Frauen mit einer bereits verminderten Knochendichte bzw. einer familiären Vorbelastung für Osteoporose wird im Vorfeld einer solchen

Therapie eine Knochendichtemessung vorgenommen und spätestens ein Jahr danach wieder. Bei entsprechenden Befunden wird die Therapie nicht begonnen oder abgebrochen.

Bei mir wurde Endometriose über eine Bauchspiegelung diagnostiziert. Ich hatte eine riesige Zyste und eine kleine Verwachsung. Glücklicherweise konnten keine weiteren Herde festgestellt werden. Schmerzen habe ich keine. Ich soll nun Dienogest nehmen. In sechs Monaten ist der nächste Kontrolltermin. Was passiert danach, wenn alles okay ist? Eignet sich Dienogest zur dauerhaften Therapie?

Dass Sie nach der Bauchspiegelung beschwerdefrei sind, ist schon einmal sehr gut. Eine Therapie mit Dienogest ist sicher empfehlenswert, weil es einem Wiederauftreten der Krankheit vorbeugt. Sie eignet sich auch für eine längerfristige Therapie. Wissen müssen Sie aber, dass Dienogest ein Gelbkörperhormon ist und als Monotherapie nicht für die Empfängnisverhütung zugelassen ist. Dafür sind kombinierte Pillen, die Östrogen und Progesteron enthalten, besser. Es gibt auch solche, die als Progesteron Dienogest enthalten. Eine Kontrolle nach sechs Monaten ist sinnvoll. Die weiteren Empfehlungen hängen dann von Ihrer Lebensplanung ab. Wenn Sie und Ihr Partner sich Kinder wünschen, dann würde ich Ihnen raten, die Hormontherapie abzusetzen. Wollen Sie nicht schwanger werden, würde ich weiter zur Hormontherapie raten, sofern Sie sie gut vertragen. Ist das nicht der Fall, könnte man die Hormontherapie auch beenden, zumal Sie sich derzeit gut fühlen und keine Schmerzen oder andere Beschwerden haben.

Vor über einem Jahr wurde über eine Bauchspiegelung die Diagnose Endometriose gestellt. Ich suche immer noch nach einer Frauenärztin, die mir nicht sofort Hormone verschreiben will. Leider ging es mir in der Vergangenheit durch die Pille psychisch sehr schlecht.

Mittlerweile halte ich es aber nicht mehr aus! Ich bin mindestens eine Woche im Monat krankgeschrieben und kann mein Leben nicht mehr allein bewältigen. Ich habe Schmerzen am ganzen Körper, Übelkeit, Verdauungsprobleme, Blasenprobleme, Migräne. Die Beschwerden häufen sich immer mehr auch unabhängig von meinem Zyklus. Schmerzmittel schlagen mir auf den Magen. Ich mache regelmäßig Sport, ernähre mich pflanzlich, nehme Nahrungsergänzungsmittel, esse zuckerreduziert. Kann das alles die Endometriose machen? Oder sollte ich mich auf anderes testen lassen?

Ja, es ist leider so, dass das alles die Endometriose machen kann. Um eine aussagekräftige Antwort geben zu können, müsste ich wissen, um welche Art der Endometriose es sich handelt und ob sie bei der Bauchspiegelung auch chirurgisch behandelt wurde. Sie haben schon einiges neben der klassischen Medizin ausprobiert, das normalerweise Linderung bringt. Mit klassischen Hormonen wäre ich in Ihrem Fall vorsichtig, zumal Sie von psychischen Nebenwirkungen sprechen, die ernst zu nehmen sind. Aber es gibt Alternativen zur klassischen Antibabypille, nämlich hormonelle Medikamente, die anders wirken und deshalb viele Nebenwirkungen nicht haben. Ich würde also versuchen, die Hormone besser einzustellen.

Ich habe gerade Hormone gegen die Endometriose verschrieben bekommen. Wie schnell wirken sie?

Bis Endometriose-Herde auf die Hormone ansprechen und sich die Entzündung beruhigt, können zwei, drei Monate vergehen.

Ich habe vor einem Jahr über eine Bauchspiegelung die Diagnose Endometriose bekommen. Mein Frauenarzt hat mir Zafrilla verschrieben, das ich aber nicht eingenommen habe, weil ich Hormone in den vergangenen Jahren nie gut vertragen habe. Mein Arzt hat mir deshalb

zu einer Schwangerschaft geraten. Super Empfehlung ... Bleibt mir wirklich nichts anderes übrig, als die Pille zu nehmen?

Für eine solche Empfehlung habe ich keine Worte. Sich derart in das Privatleben einer Patientin einzumischen, das ist untragbar und sollte sich keine Frau gefallen lassen. Das zeigt nur, dass sich der Arzt mit seinem Gegenüber überhaupt nicht auseinandersetzt und von seinem Fach sehr wenig versteht. Um auf die Frage zur Pille eine Antwort geben zu können, müsste ich wissen, warum überhaupt eine Bauchspiegelung zur Diagnose durchgeführt wurde und ob dabei die Endometriose chirurgisch behandelt wurde. Dann könnte unter Umständen auf eine Hormontherapie verzichtet werden. Geht es Ihnen nach der Bauchspiegelung nicht deutlich besser, sind Hormone empfehlenswert. Es gibt unterschiedliche Dosierungen und auch verschiedene Anwendungsarten. Es muss nicht immer eine Tablette sein, sondern es gibt auch Vaginalringe oder Pflaster, die allgemein besser verträglich sind.

Ich habe seit gut einem Jahr die Diagnose Endometriose und Adenomyose. Ich habe einige Hormonpräparate ausprobiert und jetzt eines gefunden, das ich gut vertrage. Ich bin blutungsfrei, aber nicht ganz schmerzfrei. Ich würde deshalb die Hormone gerne mal versuchsweise weglassen. Ist das eine gute Idee?

Das hängt von der Symptomatik vor der Einnahme der Hormone ab. Wenn Sie neben den Schmerzen auch Blutungsstörungen hatten, dann ist jedes Symptom, das Sie jetzt nicht mehr haben – in Ihrem Fall die Blutungen – ein Schritt auf dem Weg zur Besserung. Was die Schmerzen angeht: Bereits eine Verminderung der Schmerzen ist bei Endometriose ein großer Erfolg. Bis zur Schmerzfreiheit kann oft eine lange Zeit vergehen, weil sich der Körper über viele Jahre auf diese

Schmerzen eingestellt hat. Die Wahrscheinlichkeit ist aber groß, dass die Schmerzen auch nach längerer Zeit noch verschwinden.

Ich rate also dazu, die Hormone weiter zu nehmen, vor allem, wenn Sie sie gut vertragen. Bei einigen Frauen treten nämlich Nebenwirkungen auf – beispielsweise depressive Verstimmungen oder eine Verminderung der Lust –, die man ernst nehmen muss. Ich erlebe oft eine generelle Skepsis gegenüber Hormonen. Ich rufe dann immer in Erinnerung, dass es uns ohne Hormone vermutlich nicht geben würde. Sie sind die mitunter wichtigsten Botenstoffe, die der Körper selbst produziert und die praktisch alles in uns regeln und am Laufen halten. Die Geschlechtshormone, die bei Endometriose verschrieben werden, sind nichts anderes als etwas, das der Körper auch selbst produziert. Durch die Einnahme verändern sie aber die Zyklizität. Sie setzen den Zyklus außer Kraft, damit die Blutungen stoppen und keine Entzündungen mehr auftreten. Das hilft dem Körper.

OPERATION

In bestimmten Fällen sollte oder muss eine Endometriose operativ behandelt werden. Im Zuge des in der Regel minimalinvasiven Eingriffes über eine Laparoskopie werden Endometriose-Herde entfernt und damit die chronische Reizung im Bauchraum spürbar verringert und die Schmerzen gelindert. Außerdem werden beeinträchtigte Organfunktionen gesichert oder wiederhergestellt und auch die Fertilität der Frau verbessert.

Nicht jede Frau, die an Endometriose leidet, muss aber operiert werden. Oder anders ausgedrückt: Bei einer Endometriose muss nicht zwangsläufig eine Operation durchgeführt werden. Entscheidend für die Notwendigkeit eines chirurgischen Eingriffs sind die Art der Erkrankung sowie die Auswirkungen auf das Wohlbefinden, die Organfunktionen und die Fertilität der betroffenen Frau.

Absolute Indikation für eine Operation

Eine klare Indikation für einen operativen Eingriff besteht, wenn die Organfunktionen beeinträchtigt oder bereits geschädigt sind. Dies ist insbesondere der Fall, wenn tief infiltrierende Endometriose-Herde in die Wände von Darm, Harnleitern oder der Harnblase wachsen. Häufig ist der Darm dann derart verengt, dass Stuhlgang nicht mehr oder nur erschwert möglich ist. Bei einem Befall der Harnblase sind Schmerzen und häufiges Wasserlassen die Folge. Ist der Harnleiter betroffen, kann der Urin nicht mehr unbehindert abfließen. Staut er sich in das Nierenbecken zurück, sind die Nieren in Gefahr. In diesen Fällen muss operiert werden, um die Organfunktionen zu erhalten oder wieder herzustellen.

Relative Indikation für eine Operation

Eine Operation kann auch dann in Erwägung gezogen werden, wenn Schmerz- und Hormontherapien nicht zum gewünschten Erfolg führen und eine deutliche Verbesserung der Symptome durch eine chirurgische Entfernung der Herde zu erwarten ist. Auch bei unerfülltem Kinderwunsch kann ein operativer Eingriff sinnvoll sein, um mögliche anatomische Veränderungen zu korrigieren. Dabei sollte aber zuvor der Partner der Frau gründlich untersucht werden, da die Ursache für einen unerfüllten Kinderwunsch auch bei ihm liegen kann.

Was passiert bei der Operation?

Bei dem operativen, fast immer minimalinvasiv durchgeführten Eingriff soll zunächst durch das Lösen von häufig vorliegenden

Verwachsungen am Bauchfell und zwischen den einzelnen Organen wieder eine normale Lage und Beweglichkeit derselben hergestellt werden. Danach werden Endometriose-Herde, zum Beispiel am Bauchfell, an den einzelnen Organen, gezielt und so gewebeschonend wie möglich vollständig entfernt. Die Durchgängigkeit der Eileiter kann, bei bestehendem Kinderwunsch, überprüft werden. Eierstockzysten werden organerhaltend ausgeschält. Bei weit in die Tiefe infiltrierenden Endometriose-Herden müssen manchmal Teile von erkrankten Organen wie des Darms, der Harnleiter, der Harnblase mitentfernt werden. Nerven und Gefäße werden dabei freipräpariert und geschont. Die Funktionalität der operierten Organe wird in derselben Operation wiederhergestellt. Vor allem bei einem ausgedehnten Befall des Darms sorgen sich viele Patientinnen vor einem künstlichen Darmausgang. Selbst wenn Teile des Darms entfernt werden müssen, brauchen 80 bis 85 Prozent der Patientinnen keinen künstlichen Darmausgang. Bei den übrigen ist ein solcher zum Schutz des operierten Darms kurzzeitig notwendig, er kann aber nach vier bis sechs Wochen wieder rückoperiert werden.

Operationen bei Endometriose-Patientinnen können für den Operateur sehr herausfordernd sein und es bedarf daher einer hohen Expertise. Nicht selten müssen solche Eingriffe multidisziplinär, also vom Gynäkologen bzw. der Gynäkologin gemeinsam mit den urologischen und allgemeinchirurgischen Kolleginnen und Kollegen geplant und durchgeführt werden. Solche Eingriffe sind nur in einem entsprechend personell und instrumentell ausgerüsteten Zentrum durchführbar.

Für die Patientin ist es von größter Bedeutung, sich von Experten auf dem Gebiet der Endometriose beraten und – noch wichtiger – sich nur von solchen Experten operieren zu lassen. Die Frau sollte darauf vertrauen dürfen, dass alle notwendigen chirurgischen Schritte einschließlich eventueller relevanter Problembereiche in einem einzigen Eingriff behandelt werden. Eine präzise Diagnostik ist entscheidend, damit der operierende Arzt genau weiß, was ihn erwartet und wie er vorgehen muss. Ein ungezieltes „Aufschneiden", nur um sich einen Überblick zu verschaffen, mit späterer Nachoperation zur Behandlung ist nicht akzeptabel.

Was bringt eine Operation?

Von einer gut durchgeführten Operation kann man sich eine deutliche Verminderung der Schmerzen erwarten, weiters die Erhaltung und/oder Wiederherstellung der Organfunktionen und eine Verbesserung der Fertilität.

Der chirurgische Eingriff dauert in der Regel ein bis zwei Stunden. Bei fortgeschrittener Endometriose, die auch andere Bauchorgane betrifft, kann er auch fünf bis sieben Stunden in Anspruch nehmen. Die Patientin muss danach für zwei, drei Tage, bei großen Eingriffen auch sieben bis zehn Tage im Krankenhaus bleiben. Nach einer Woche werden die Nähte entfernt, nach vier bis sechs Wochen erfolgt eine Kontrollvisite im Endometriose-Zentrum. Die Genesungszeit beträgt zwei bis vier Wochen, bei großen Eingriffen auch bis zu zwei Monaten.

Keine Operation zur Diagnose

Heute sollte keine Operation mehr durchgeführt werden, um die Diagnose zu bestätigen. Mittlerweile sind nichtinvasive Methoden, wie Ultraschall, in besonderen Fällen manchmal auch eine Magnetresonanztomografie (MRT) ausreichend, um Endometriose zu diagnostizieren. Auch wenn bei Endometriose-Operationen in der Regel eine Bauchspiegelung, also ein minimalinvasiver Eingriff, durchgeführt wird, sollte dieser immer zu therapeutischen Zwecken und nicht zur Diagnosesicherung erfolgen. Jeder chirurgische Eingriff bringt Risiken mit sich. Es handelt sich um einen Eingriff unter Vollnarkose, der – wie ein jeder chirurgische Eingriff – Entzündungen, Verletzungen von Organen oder Blutungen nach sich ziehen kann. Eine sorgfältige Risiko-Nutzen-Abwägung ist daher unerlässlich, auch wenn das Risiko solcher Komplikationen bei einer Bauchspiegelung äußerst gering ist. Die Wahrscheinlichkeit, dass mehr als ein kleines Hämatom nach dem Eingriff auftritt, liegt nur bei etwa 1 : 800 bis 1 : 1000.

Hormonelle Therapie nach der Operation

Nach einer Operation sind die Voraussetzungen für eine Schwangerschaft in der Regel sehr gut. Es ist daher ratsam, mit der Erfüllung des Kinderwunsches nicht allzu lange zu warten.

Frauen, die keinen unmittelbaren Kinderwunsch haben, wird nach der Operation oft eine hormonelle Therapie empfohlen, um das operative Ergebnis zu sichern und das Risiko für ein Rezidiv, also ein Wiederauftreten der Endometriose, zu reduzieren. Leider kann das Wiederauftreten der Endometriose auch nach einer Operation nicht vollständig ausgeschlossen werden, da die genetische Veranlagung für die Krankheit nicht „wegoperiert" werden kann. Eine hormonelle Therapie hilft jedoch dabei, die Bildung neuer Endometriose-Herde zu verhindern oder zu verringern.

Nach einer Operation gibt es auch sogenannte Pseudo-Rezidive. Dabei handelt es sich nicht um ein tatsächliches Wiederauftreten, sondern um eine Persistenz der Endometriose. In diesem Fall wurde nur unvollständig operiert, sodass viele Endometriose-Herde übersehen oder absichtlich belassen wurden und die Endometriose weiterwächst.

Dies hängt häufig mit einer nicht ausreichenden Expertise des Operateurs zusammen. Ein Grund mehr, sich in einem Endometriose-Zentrum von erfahrenen Chirurgen operieren zu lassen.

Wenn die Operation gründlich durchgeführt wurde – wir Mediziner sprechen von einer „ausreichend radikalen" Operation –, liegt die Wahrscheinlichkeit, dass die Endometriose innerhalb von fünf Jahren zurückkehrt und deswegen erneut operiert werden muss, deutlich unter 15 Prozent. Sollte sich in dieser Zeit eine Schwangerschaft mit anschließender Stillzeit einstellen, wirkt diese quasi wie eine hormonelle Therapie, da der Zyklus während der Schwangerschaft und Stillzeit unterbrochen ist. Dies kann die Rezidivwahrscheinlichkeit noch weiter verringern.

Schwangerschaft ist keine „Behandlungsoption"

Es ist jedoch wichtig, an dieser Stelle ganz klar zu sagen, dass keine Frau schwanger werden muss, um ihre Endometriose zu behandeln. Leider kommt es immer wieder vor, dass Ärztinnen oder Ärzte ihren Patientinnen dazu raten. Meist erteilen sie solche Ratschläge aus Unkenntnis oder wenn sie mit ihrem Wissen am Ende sind. Eine solche Einmischung in das Privatleben einer Patientin ist unzulässig und eine unverantwortliche Grenzüberschreitung. Jede Frau und jedes Mädchen sollten sich dagegen wehren.

Gut zu wissen

Die Kraft der Berührung

So wichtig medizinische Instrumente sind, so bin ich ebenso von der heilsamen Kraft der Berührungen überzeugt. Auch die Medizin besinnt sich nach Jahrzehnten der Technisierung wieder auf das menschliche Grundbedürfnis nach Berührung. Deshalb spricht man bereits von Berührungsmedizin. Mehrere Studien haben die wohltuende, beruhigende und schmerzlindernde Wirkung von Berührungen belegt. Eine weitere interessante Studienerkenntnis: Patientinnen und Patienten nehmen ihre Medikamente regelmäßiger ein, wenn der Hausarzt oder die Hausärztin sie bei der Verordnung kurz am Arm berührt.

Manchen, ich würde sogar sagen, den meisten Patientinnen steht die wohltuende Wirkung einer Berührung ins Gesicht geschrieben, wenn ich mich nach einer Operation nach ihrem Befinden erkundige – und dabei Arm oder Schultern berühre. Das schafft Verbindung, Vertrauen und Nähe. Es vermittelt: Da ist jemand, der sich um mich kümmert, der sich meiner Sache annimmt. Gerade bei Patientinnen, die viele Jahre des Leidens und des Sich-nicht-verstanden-Fühlens hinter sich haben, bewirkt das enorm viel. Selbst wenn die Schmerzen groß sind, ist den Patientinnen anzusehen, dass sich etwas verändert, dass es besser wird und es aufwärtsgeht. Diesbezüglich reagieren Männer im Übrigen gleich wie Frauen.

Anfassen ist also absolut erlaubt – aber natürlich im professionellen Rahmen mit der nötigen Distanz. Zuwendung bedeutet nicht Zuneigung. Ärztinnen und Ärzte, aber auch das Pflegepersonal dürfen keinesfalls übergriffig werden, sondern müssen klare Trennlinien ziehen. Es dürfen keine pathologischen Abhängigkeiten entstehen, also dass ein Patient sein Wohl und Wehe nur mehr von einem bestimmten Arzt, einer bestimmten Ärztin oder Pflegekraft abhängig macht.

Richtig eingesetzt können berührende Hände aber heilen oder zumindest Schmerzen lindern und sind damit ein wichtiger komplementärer therapeutischer Ansatz.

Fragen aus der Praxis

Ich soll wegen Endometriose operiert werden. Aber ich habe gehört, dass jede Operation zu neuen Verwachsungen führt. Kann ich danach leichter schwanger werden?

Die Studienlage ist hier eindeutig: Eine Operation, vor allem beim Vorliegen von Zysten und Verwachsungen an den Eierstöcken, erhöht die Wahrscheinlichkeit, danach schwanger zu werden, deutlich. Allerdings sollte eine Frau nicht mehrfach an den Eierstöcken operiert werden, weil das die Eierstockreserve erheblich reduziert. Die Zahl der Eizellen nimmt dann deutlich ab, was eine Schwangerschaft erschwert. Wichtig ist, dass die Operation in einem Endometriose-Zentrum von erfahrenen Fachärzten und Fachärztinnen durchgeführt wird. Dann spielen auch Verwachsungen durch eine Operation keine große Rolle. Ganz ausschließen kann man sie nicht, aber sie entstehen niemals in dem Ausmaß, wie sie die Endometriose verursacht hat. Die Studienlage spricht eindeutig für die Operation.

Bei mir ist eine Hysterektomie geplant. Ich habe aber nicht nur Adenomyose, sondern auch Endometriose. Geht es mir danach wirklich besser?

Die Wahrscheinlichkeit, dass es Ihnen nach einer Gebärmutterentfernung besser geht, ist sehr hoch. Aber selbstverständlich sollten bei diesem Eingriff auch alle Endometriose-Herde entfernt werden. Dann sind die Schmerzen zu 85 Prozent verschwunden. Sie fragen sich, warum nicht zu 100 Prozent? Die Endometriose ist Teil eines Symptomkomplexes. Die chronischen Schmerzen haben sehr häufig zu Fehlhaltungen und -belastungen sowie zu Verspannungen und Verkürzungen von Sehnen und Bändern geführt. Bei der Operation sind zwar die auslösenden Faktoren des Schmerzes entfernt worden, die Begleitfolgen aber bleiben. Bis sich auch das wieder legt, vergeht eine bestimmte Zeit. Von allein wird es meist auch nicht besser. Physiotherapien, viel Bewegung, autogenes Training und dergleichen helfen. Aber es geht Ihnen nach dem Eingriff, wenn er gut gemacht wird, sicherlich deutlich besser. Das ist schon sehr viel wert und gibt Ihnen viel Lebensqualität zurück. Damit die Endometriose-Herde nicht wiederkommen, rate ich nach der Hysterektomie zu einer Hormontherapie.

Ich werde demnächst operiert. Ich habe mich für eine Hysterektomie entschieden. Wie lange bin ich danach krankgeschrieben?

Nach einer laparoskopischen Entfernung würde ich zu mindestens drei Wochen Krankenstand raten, damit man sich gut erholen kann.

Nach einer Woche fühlt sich die Patientin meist recht gut, aber von einer Arbeitstätigkeit würde ich dennoch absehen. Das hängt natürlich auch von der Art der Arbeit ab.

Ich habe Adenomyose. Mein Gynäkologe hat mir zur Goldnetz-Methode geraten, denn dadurch entfernt man die Adenomyose, ohne gleich die Gebärmutter zu entfernen. Stimmt das?

Nein, das stimmt nicht. Mit der Goldnetz-Methode wird die Gebärmutterschleimhaut verödet. Dafür wird über einen dünnen Katheter ein Goldnetz in die Gebärmutterhöhle eingeführt, das sich eng an die Gebärmutterschleimhaut legt. Mittels Hochfrequenzstrom wird – unter Vollnarkose der Patientin – in wenigen Sekunden die Gebärmutterschleimhaut verödet und das Goldnetz danach wieder über den Katheter aus der Gebärmutterhöhle gezogen. Diese Methode ist bei Frauen mit sehr starken oder sehr langen Blutungen oder ständigen Zwischenblutungen indiziert. Diese werden durch die Verödung in 75 Prozent der Fälle gestoppt. Der Eingriff ist aber irreversibel, das heißt, die Frau kann danach nicht mehr schwanger werden. Auf die Adenomyose, die bekanntlich in die Gebärmutterwand wächst, hat eine Verödung keine Auswirkung. Die hormonelle Stimulation durch die Eierstöcke wirkt sich auf die Adenomyose weiter aus und auch auf die Endometriose-Herde außerhalb der Gebärmutter. Wird also in Ihrem Fall eine Verödung durchgeführt, dann haben Sie keine Blutungen mehr und können nicht mehr schwanger werden, aber die Adenomyose und die Endometriose und Ihre Schmerzen bleiben.

Ich denke über eine Gebärmutterentfernung nach. Mir ist bewusst, dass damit die Endometriose nicht weg ist. Aber die menstruationsbedingten Schmerzen müssten doch deutlich verringert sein. Zur Vorgeschichte: Ich wurde vor zwei Jahren operiert, hatte danach

lange OP-Nachbeschwerden und die Hormontherapie nicht vertragen. Ein Jahr später waren die Schmerzen während der Menstruation mit normalen Schmerzmitteln aushaltbar, ansonsten hatte ich kaum Beschwerden. Seit ein paar Zyklen nehmen die Schmerzen wieder zu. Ich habe jetzt genug!

Nein, die menstruationsbedingten Schmerzen verschwinden mit der Gebärmutterentfernung nicht, weil es Endometriose auch außerhalb der Gebärmutter gibt und diese Herde durch die zyklische Hormonausschüttung in den Eierstöcken gesteuert werden. Eine Schmerzlinderung wäre nur dann zu erwarten, wenn Sie hauptsächlich Adenomyose und kaum Endometriose haben. Zu einer Gebärmutterentfernung würde ich nur raten, wenn sie nur Adenomyose haben, die anderweitig nicht in den Griff zu bekommen ist.

KOMPLEMENTÄRMEDIZIN

Auch komplementärmedizinische Therapieansätze wie TCM, Akupunktur, autogenes Training, Phytotherapie können sehr hilfreich sein und in das Spektrum der schmerzlindernden Therapien eingefügt werden. Solche begleitenden Behandlungsansätze spielen eine oft entscheidende Rolle im Umgang mit Endometriose. In vielen Fällen reichen sie bereits aus, um die Lebensqualität der betroffenen Frauen derart zu verbessern, dass die endometriosebedingten Beschwerden nicht mehr so stark und erdrückend wirken. Sie können, ebenso wie psychologische Behandlungsstrategien, dabei helfen, ihre Situation von einer passiv erlittenen in eine aktiv gestaltete zu verändern. Das sind enorme Heilungskräfte, die dabei frei werden.

Natürlich darf keinesfalls die Gesundheit aufs Spiel gesetzt werden. Insbesondere bei akuten Situationen wie einem drohenden Darmverschluss oder einem verschlossenen Harnleiter sind komplementärmedizinische Maßnahmen als alleinige Therapie keine Option. Bei weniger ausgeprägter Endometriose mit gut kontrollierbaren Symptomen sind solche Therapien jedoch ein wichtiger Bestandteil der Behandlung.

In vielen Fällen ist es die Kombination mehrerer Therapien, die zum Erfolg führt. Die Endometriose kann sich auf verschiedene Arten und Weisen ausdrücken, weshalb es wichtig ist, dass jede Frau für sich selbst herausfindet, welche Methode am besten zu ihr passt, die Beschwerden lindert und die Lebensqualität verbessert. Selbstmanagement nennt man das. Für die einen mag das Bauchtanz sein, weil er Verspannungen löst und Beschwerden lindert, wieder andere empfinden den täglichen schnellen Spaziergang als wohltuend. Am Grundsatz „Wer heilt, hat recht", der oft Hippokrates, dem Begründer der wissenschaftlichen Medizin, zugeschrieben wird, ist viel Wahres dran. Mein Rat: Nehmen Sie sich Zeit für sich und probieren Sie verschiedene Ansätze aus. Finden Sie heraus, was Ihnen hilft und was Ihnen guttut. Ihre eigene Achtsamkeit ist ein wichtiger Teil des Behandlungsweges.

Die wichtigsten und bewährtesten komplementärmedizinischen Ansätze möchte ich kurz vorstellen ...

Bewegung und Sport

Schmerzen und Sport oder zumindest regelmäßige Bewegung schließen sich nicht aus. Im Gegenteil. Regelmäßiger Sport kann helfen, die Schmerzen zu lindern. Bewegung regt den Blutfluss an und wirkt damit krampflösend. Außerdem werden durch die Aktivität entzündungshemmende Botenstoffe gebildet, die auch die Entzündungsreaktionen bei Endometriose lindern können. Wer sich regelmäßig bewegt, baut auch das Stresshormon Cortisol besser ab – bekanntlich ist Stress ein Schmerzverstärker – und bildet stattdessen Endorphine, die gewissermaßen die natürlichen Schmerzmittel des Körpers sind. Wer weniger gestresst ist, kann seine Schmerzwahrnehmung positiv verändern und auch besser regenerieren. Nicht zuletzt hebt Bewegung und Sport die Stimmung und fördert das Selbstvertrauen. Wer sich eine tägliche Bewegungseinheit vornimmt, setzt zudem einen neuen Fokus im Leben.

Wichtig ist allerdings, auf seinen Körper zu hören. Sie müssen nicht gleich für einen Marathon trainieren, wenn Sport bisher nicht zu ihrer Routine gehörte. Fangen Sie mit kleinen Schritten an: Der tägliche schnelle Spaziergang oder sanfter Sport mit Yoga, Pilates oder ein leichtes Kraft- und Ausdauertraining im Fitnessstudio sind sehr gut auch für Anfänger geeignet.

Physiotherapie und Osteopathie

Die Schmerzen sowie die Verklebungen und Verwachsungen zwischen den Organen im Bauchraum führen unweigerlich zu Verspannungen und zu einer eingeschränkten Beweglichkeit der Organe. Eine noch dünne Studienlage, vor allem aber die Berichte von vielen Patientinnen deuten darauf hin, dass Physiotherapie und Osteopathie ein wertvoller Baustein einer multimodalen Therapie sein können, der Schmerzen lindert und die Lebensqualität verbessert. Die Physiotherapie umfasst Bewegungsübungen, therapeutische Handgriffe und Massagen sowie Behandlungen mit Wärme, Kälte und elektrischen Reizen. Osteopathie ist gewissermaßen Medizin mit den Händen.

Manuell wird dabei vor allem das Fasziennetz stimuliert, also jene Bindegewebestränge, die Muskeln und Organe überziehen und untereinander verbinden. Ziel beider Methoden ist es, die Beweglichkeit der Organe und Strukturen im Bauchraum wiederherzustellen sowie Verspannungen und Blockaden vor allem im Beckenbodenbereich zu lösen. Bei beiden Behandlungsansätzen gibt es spezielle für Endometriose entwickelte Konzepte.

Entspannungstechniken

Mit Endometriose zu leben, kostet Kraft, strengt an, macht müde, spannt an. Umso wichtiger ist es, sich bewusst Zeit und Ruhepausen zu geben. Dabei kann zum Beispiel Yoga helfen, das Aktivität und Entspannung vereint. Auch progressive Muskelrelaxation ist eine Entspannungstechnik, die sich bei Endometriose bewährt hat, ebenso autogenes Training. Auch Meditation und Achtsamkeitstraining oder bereits einfache Atemübungen und eine bewusste Auszeit-Routine können dabei helfen, zur Ruhe zu kommen und zu entspannen. Viele Patientinnen berichten, dass regelmäßige Entspannungspraktiken ihre Schmerzen lindern und ihr Wohlbefinden steigern. Probieren Sie verschiedene Techniken aus und finden Sie die für Sie richtige Methode zum Entspannen.

Psychotherapie

Endometriose ist eine chronische Erkrankung, die auch erhebliche psychische Belastungen mit sich bringen kann. Wer seit Jahren an dieser Krankheit leidet, kann sein Leben meist nicht so führen, wie es den eigenen Wünschen und Plänen entspricht. Unerfüllter Kinderwunsch, Probleme in der Partnerschaft, ausbleibende berufliche Anerkennung und Karrierechancen, Zweifel am Selbstwert führen häufig zu Depressionen und Angststörungen. Eine Psychotherapie kann deshalb ein wichtiger Bestandteil der Behandlung sein. Im geschützten Raum können Gefühle wie Frustration, Wut, Ängste, Trauer geäußert und bearbeitet werden. Sogenannte Bewältigungsstrategien (Coping-Strategien) können erlernt werden, um die negativen Gefühle verarbeiten und besser mit den Schmerzen und den alltäglichen Herausforderungen der Erkrankung umgehen zu lernen. Auch die Stärkung des Selbstwertgefühls ist zentraler Bestandteil einer Psychotherapie. Und ganz wichtig: Keine Frau muss sich schämen, wenn sie sich von einem Psychologen oder einer Psychologin helfen lässt. Leben mit dieser Krankheit ist extrem fordernd und einschränkend, und alles, was die Lebensqualität steigert und den Umgang mit der Erkrankung erleichtert, darf und soll gesucht und genutzt werden.

Unterstützung suchen

Endometriose macht einsam. Sich nicht verstanden und nicht ernst genommen zu fühlen, führt zwangsläufig in die Isolation. Viele Patientinnen berichten, dass sie es ungemein erleichternd empfinden, über ihre Sorgen, Ängste und Probleme offen reden zu können. Suchen Sie sich deshalb Verbündete. Wenn das nicht Ihre Familie oder Ihre Freunde sind, dann schließen Sie sich einer Gruppe von Frauen mit den gleichen oder ähnlichen Erfahrungen an – das kann die sehr wichtige herkömmliche Selbsthilfegruppe vor Ort sein oder auch ein virtueller Raum des Austausches und der gegenseitigen Hilfe. Der Austausch über Schmerzen, Therapien und ungewollte Kinderlosigkeit ist sehr wichtig, ermöglicht, von den Erfahrungen der anderen zu lernen und mit der Krankheit besser zurechtzukommen.

Traditionelle Chinesische Medizin

Die jahrtausendealte Traditionelle Chinesische Medizin (TCM) beruht auf der Vorstellung, dass die Voraussetzung für die Gesundheit ist, dass die Lebensenergie („Qi") frei und ausbalanciert im Körper fließen kann. Qi fließt durch Energiebahnen (Meridiane) durch den Körper. Ist dieser Fluss geschwächt oder blockiert, können nach Auffassung dieser Lehre Schmerzen und Krankheiten entstehen. Über Akupunktur, chinesische Kräuter, Ernährungsberatung, Bewegung, Lebensführung, Massagetechniken und Atemübungen sollen Blockaden gelöst und der Energiefluss gefördert werden.

Phytotherapie (Pflanzenheilkunde)

Bestimmte Heilpflanzen haben entzündungshemmende und krampflösende Eigenschaften. Dabei handelt es sich meist um Erfahrungswissen und nicht immer um wissenschaftlich abgesicherte Studienergebnisse. Sehr viele natürlichen Heilmittel haben sich aber über Jahrhunderte als wichtiger Teil der Volksmedizin gehalten. Auch hier gilt „Wer heilt, hat Recht". Im Folgenden einige Naturheilmittel, die Endometriose-Patientinnen helfen können.

- **Mönchspfeffer (Vitex agnus-castus):** Die Wirkstoffe im Mönchspfeffer regulieren auf sanfte Art und Weise den Hormonhaushalt. Er kann das Gleichgewicht von Östrogen und Progesteron wiederherstellen, was bei Endometriose-Patientinnen von Vorteil sein kann. Die positive Wirkung bei Symptomen des Prämenstruellen Syndroms – also in den Tagen vor der Regelblutung – wie schmerzende Brüste, Wassereinlagerung konnte in Studien bereits gut belegt werden. Bei Endometriose sind die Effekte noch nicht wissenschaftlich bewiesen, in Absprache mit dem behandelnden Arzt kann die

Pflanze aber durchaus hilfreich für die Frau sein. Die Einnahme erfolgt meist in Form von standardisierten Extrakten.

- **Frauenmantel (Alchemilla):** Ein bewährtes Heilmittel bei Schmerzen, Krämpfen und Magen-Darm-Problemen ist der Frauenmantel. Er ist neben der krampflösenden und entzündungshemmenden Wirkung auch für seine stoffwechsel- und menstruationsregulierenden Eigenschaften bekannt. Er kann die Regulation der Regelblutung unterstützen und die Schmerzen lindern. Im Tierversuch zeigte sich auch, dass unter einer Therapie mit Frauenmantel Endometriose-Herde und -Zysten schrumpften. Frauenmantel wird meistens Teemischungen hinzugefügt.
- **Kurkuma (Curcumin):** Curcumin, der aktive Wirkstoff in Kurkuma, besitzt starke entzündungshemmende Eigenschaften. Studien deuten darauf hin, dass Curcumin außerdem das unerwünschte Zellwachstum und deren Eindringen in fremdes Gewebe hemmen kann – beides ist bei der Endometriose gegeben. Kurkuma wird auch Gelbwurz genannt und ist meist als gemahlenes Gewürz erhältlich. Es kann aber auch als Nahrungsergänzungsmittel aufgenommen werden.
- **Himbeerblätter:** Getrocknete Himbeerblätter, die Teemischungen beigemengt werden, sind bekannt für ihre adstringierenden, also zusammenziehenden, Wirkungen. Sie werden deshalb vor allem bei leichtem Durchfall gerne verwendet. Darüber hinaus haben die Inhaltsstoffe der Blätter auch entspannende Wirkungen auf die Muskulatur des Verdauungstraktes. Dieser Effekt greift auch auf die Gebärmuttermuskulatur über, weshalb Himbeerblätter auch Verkrampfungen lösen. Als solches werden sie unter anderem in der Geburtsmedizin, zum Beispiel zur Geburtseinleitung, eingesetzt.
- **Grüntee:** In Studien konnte nachgewiesen werden, dass die sekundären Pflanzenstoffe und Antioxidantien im Grüntee

antientzündlich wirken und das Immunsystem stärken. Beides kommt auch Patientinnen mit Endometriose zugute. Nur im Tierversuch konnte bisher nachgewiesen werden, dass Grüntee, wenn er regelmäßig eingenommen wird, auch das Wachstum von Endometriose-Herden verringern kann. Wer ohnehin gerne Tee trinkt, dem kann der Zusatz von Grünem Tee durchaus helfen.

- **Ingwer:** Die Knollen sind reich an ätherischen Ölen, die auch den scharfen Geschmack ausmachen. Diese wirken entzündungshemmend und schmerzlindernd. Die Wirkung ist dabei laut Studien durchaus vergleichbar mit herkömmlichen Schmerzmedikamenten. Studien zur Wirkung von Ingwer bei Endometriose gibt es zwar keine, aber die Kombination aus Schmerzlinderung und Entzündungshemmung kann Patientinnen zum Vorteil gereichen. Ingwer kann als Würzmittel in Speisen geschnitten oder gerieben oder als Tee aufgegossen werden. Es empfiehlt sich allerdings, immer die frische Knolle und nicht das Ingwerpulver zu verwenden.

Ernährung

Viele Patientinnen mit Endometriose setzen sich schon sehr früh mit dem auseinander, was sie tagtäglich zu sich nehmen, und mit den Auswirkungen auf ihren Körper. In der Tat kann eine entzündungshemmende Ernährung die Endometriose-Symptome positiv beeinflussen. Über die Ernährung kann auch ein eventueller Östrogen-Überschuss im Körper ausgeglichen werden, der die Krankheit befeuert. Des Weiteren haben Lebensmittel unmittelbar Einfluss auf das Darmmikrobiom. Aufgrund der Bedeutung des Themas ist der Ernährung bei Endometriose das nächste Kapitel gewidmet.

Endometriose und Ernährung

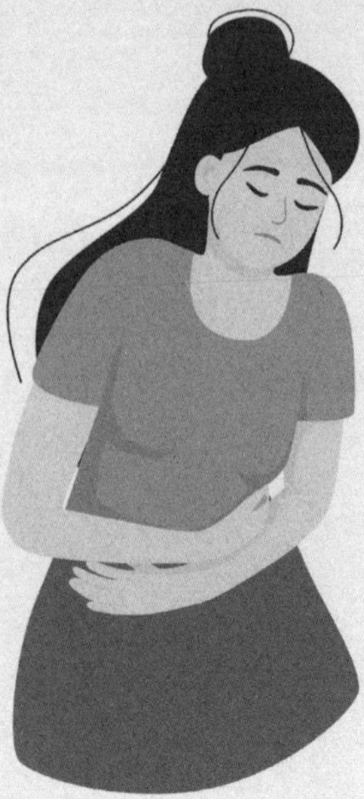

AUS MEINER PRAXIS

Mit 13 Jahren bekommt **Sara,** heute 19, zum ersten Mal ihre Regelblutung. Größere Probleme bereitet ihr das nicht. Die kommen drei Jahre später. Plötzlich sind sie da, die starken Schmerzen während ihrer Tage, dann auch davor und danach. Ein Arzt stellt die Diagnose: Endometriose. Eine Erleichterung, denn jetzt gibt es eine Erklärung. Er verschreibt ihr die Pille, und tatsächlich lassen die Schmerzen nach.

Doch Saras Gedanken kreisen längst nicht mehr nur um ihre Krämpfe. Das schlanke Mädchen leidet fast noch mehr unter ihrem Blähbauch. Ihr sonst so flacher Bauch wölbt sich, als wäre sie schwanger. Sie schämt sich, fühlt sich unwohl in ihrem Körper. Bald entdeckt sie, dass nur eines hilft – weniger essen. Verschiedene Ärzte bestärken sie in ihren Diätbemühungen. Und so probiert der

Teenager viel herum, streicht mal dies und mal das vom Speiseplan und lässt bald alles auf ihrem Teller unberührt. Sie nimmt ab, das Gefühl der Kontrolle über ihren Körper gefällt ihr. Auch die Pille setzt sie ab, denn die macht dick, hat sie gehört. Die Schmerzen kehren zurück, und bei einer Größe von 1,70 Metern wiegt sie bald nur mehr 40 Kilogramm. Sie ist über die Endometriose und den Versuch, ihre Beschwerden in den Griff zu bekommen, in eine Anorexie geschlittert.

Es ist ihre Mutter, die den Ernst der Lage erkennt. Mit gutem Zureden und sanftem Drängen bringt sie Sara dazu, eine Psychologin aufzusuchen. Und sie begleitet sie in meine Sprechstunde.

Sie haben viel zu erzählen, ich untersuche die junge Frau und kann die bisherigen Diagnosen bestätigen. Mit viel gutem Zureden lässt sie sich von einer niedrig dosierten Hormontherapie überzeugen. Denn nur so lassen sich die Schmerzen lindern, der Blähbauch reduzieren und die Krankheit unter Kontrolle bringen. Nur so geht es raus aus dem Teufelskreis. Sara glaubt mir und nimmt die Pille. Und sie verspricht mir, wieder etwas mehr zu essen.

Drei Monate später sind die Schmerzen fast verschwunden und ihr Gewicht zumindest stabil. Es geht ihr besser, sagt sie bei der Kontrollvisite. Noch nicht gut, aber besser. Sie ist erleichtert, von dem Zwang befreit zu sein, ständig darüber nachzudenken, was sie essen darf und was nicht. Sie hat noch einen weiten Weg vor sich. Aber sie geht ihn.

Endometriose ist eine komplexe, chronische, systemische, entzündliche Erkrankung, für deren erfolgreiche Behandlung ein multidisziplinärer Ansatz unbedingt erforderlich ist. Neben den verschiedenen Therapien, die wir im vorhergehenden Kapitel beleuchtet haben, trägt ganz wesentlich auch ein gesunder Lebensstil zu einer Linderung der Beschwerden und zu einer besseren Lebensqualität bei. Faktoren wie Bewegungsmangel, ungesunde Ernährung, Stress, Rauchen, übermäßiger Alkoholkonsum sind wissenschaftlich erwiesene Treiber von chronischen Entzündungen – und spielen damit auch bei Endometriose eine Rolle.

Insbesondere weil die Endometriose mit starken Unterbauchschmerzen und Verdauungsproblemen einhergeht, beschäftigen sich viele Patientinnen schon sehr früh und aus eigenem Antrieb mit dem Thema Ernährung. Vielfach mit Erfolg. Denn nicht wenige Frauen berichten nach einer Anpassung ihrer Ernährung über eine mehr oder weniger deutliche Besserung ihrer mit der Erkrankung zusammenhängenden Symptomatik – vor allem der Schmerzen und der Verdauungsprobleme. Diese Erfahrungsberichte können allerdings nur schwer als allgemeingültige Empfehlungen in einen Therapieplan aufgenommen werden, da sie individuell sind. Dennoch sind sie keineswegs wertlos.

WAS DIE WISSENSCHAFT SAGT

Zunächst ein kurzer Überblick über den wissenschaftlichen Stand zur Ernährung bei Endometriose:

Es gibt drei Faktoren, die bei der klinischen Ausprägung, bei einem eventuellen Fortschreiten und bei der durch die Endometriose bedingten Symptomatik eine große Rolle spielen und im Unterschied zum Beispiel zur genetischen Prädisposition durch die Ernährung beeinflusst werden können:

- Entzündung;
- Hormone (vor allem das Östrogen);
- Darm – in erster Linie das Mikrobiom.

Entzündung

Dass Entzündungsprozesse bei der Entstehung und der Aufrechterhaltung der Endometriose eine überragende Rolle spielen, steht mittlerweile außer Zweifel. Eine ganze Heerschar von Entzündungszellen ist involviert – von B- und T-Lymphozyten über natürliche Killerzellen, Makrophagen und Monozyten bis hin zu Mesothelzellen. Darüber hinaus werden eine Reihe von Botenstoffen in Gewebeflüssigkeiten und im Blut ausgeschüttet und aktiviert. Dazu kommt, dass die betroffenen Gewebe einem übermäßigen oxidativen Stress ausgesetzt sind. Diese entzündliche Überreaktion kann zu Beschwerden wie Schmerzen, Völlegefühl, Blähungen, Verstopfung, Durchfall führen oder sie verstärken.

Es gibt mittlerweile gute Belege dafür, dass durch eine entsprechende Umstellung der Ernährung Entzündungsprozesse im Körper positiv beeinflusst werden können.

Hormone/Östrogen

Endometriose ist eine östrogenabhängige Erkrankung. Nach der Menopause, wenn die Eierstöcke die Östrogenproduktion einstellen, leiden Frauen nur in seltenen Ausnahmefällen an dieser Erkrankung.

Östrogene docken an sogenannten „Antennen" an der Oberfläche von Endometriose-Zellen an und führen auf diese Weise unter anderem zu einem vermehrten Zellwachstum. Endometriose-Zellen leben durch diese Aktivierung deutlich länger als normale Schleimhautzellen der Gebärmutter. Daraus kann man ableiten, dass ein dauerhaft erhöhter Östrogenspiegel im Blut für das Fortschreiten der Endometriose mit einer entsprechenden Intensivierung der damit verbundenen Symptome verantwortlich ist.

Durch diätetische Maßnahmen kann ein eventuelles körpereigenes Überangebot an Östrogenen wieder ausgeglichen werden.

Mikrobiom des Darms

In den vergangenen zehn bis 15 Jahren hat die Wissenschaft unzählige Erkenntnisse über das körpereigene, individuelle, intestinale Mikrobiom gewonnen. Myriaden von Bakterien, Pilzen und Viren besiedeln unseren Darm von Geburt an. Ohne sie wären wir nicht lebensfähig. Durch sie können wir Nahrung in Energie umwandeln, bestimmte Vitamine bilden oder Nahrung im Körper speichern. Auch bei der Immunabwehr des Körpers spielen sie eine überragende Rolle.

Die Wissenschaft konnte auch nachweisen, dass Patientinnen mit Endometriose ein verändertes Mikrobiom aufweisen. Durch eine unausgewogene Zusammensetzung des Mikrobioms werden Entzündungsprozesse gefördert, aber auch die Verstoffwechselung von Hormonen, beispielsweise des für Endometriose ausschlaggebenden Östrogens, kann ungünstig beeinflusst werden.

Durch eine Umstellung der Ernährung kann die Zusammensetzung des körpereigenen Mikrobioms verändert werden. Daraus können sich positive Effekte bei der Behandlung der Endometriose und deren Symptome ableiten.

VON DER FORSCHUNG IN DIE PRAXIS

Welche Rückschlüsse lassen sich aus den wissenschaftlichen Fakten für die Ernährung ziehen?

- **Ballaststoffe/Fasern:** Früchte, Gemüse, besonders Kreuzblütler (Kohlsorten), Hülsenfrüchte, Vollkornprodukte, Nüsse, Samen (Ölsaaten), Zwiebelgewächse, pflanzliche Öle (Rapsöl und Leinöl, das reich an Omega-3-Fettsäuren ist), fermentierte Lebensmittel wie Sauerkraut, Gewürze – all diese Lebensmittel enthalten reichlich Ballaststoffe (unverdauliche Pflanzenfasern), die vor allem für ein starkes und gesundes Mikrobiom und hierbei insbesondere für die „guten" Darmbakterien unabdingbar sind. Östrogen kann besser verstoffwechselt werden. Darüber hinaus werden Entzündungsprozesse positiv beeinflusst.

- **FODMAP:** FODMAP steht für fermentierbare Oligo-, Di- und Monosaccharide und Polyole. Gemeint ist damit eine Gruppe von Kohlenhydraten und Zuckeralkoholen, die vom Dünndarm nur schlecht aufgenommen werden können und deshalb im Dickdarm landen, wo sie von den Darmbakterien durch Gärung bzw. Fermentation verstoffwechselt werden. Das verursacht bei einigen Menschen Verdauungsprobleme. Außerdem aktiviert eine Ernährung reich an FODMAP Entzündungszellen und fördert die Ausschüttung von Entzündungs- und Schmerzmediatoren. Die Low-FODMAP-Diät ist an der Monash-Universität in Australien entwickelt worden und reduziert FODMAP-Substanzen auf dem Speiseplan. Richtig angewandt ist die FODMAP-arme Ernährung für einige am Reizdarmsyndrom leidende Menschen und Patientinnen mit Endometriose eine Möglichkeit, Beschwerden wie Durchfall, Blähungen, Bauchschmerzen zu reduzieren. Eine Liste mit FODMAP-armen und -reichen Lebensmitteln finden Sie im Buchanhang (siehe Seite 219).
- **Rotes Fleisch:** Bei sehr hohem Konsum von rotem Fleisch können Entzündungsprozesse in Gang gesetzt sowie Entzündungszellen aktiviert werden. Darüber hinaus kann die Konzentration von Östrogenen im Blut steigen. Dies fördert entzündliche Prozesse und deshalb auch Schmerzen. Wichtig ist aber zu betonen, dass ein solcher Effekt nur bei außerordentlich hohem Konsum von rotem Fleisch beschrieben wurde – täglich zwei Mahlzeiten. Ein derartiger Konsum ist bei den Essensgewohnheiten unserer Bevölkerung eine extreme Ausnahme.
- **Mediterrane Kost:** Darunter versteht man eine Ernährung reich an kaltgepresstem Olivenöl und Gemüse, einschließlich grünem Blattgemüse, Obst, Getreide, Nüssen und Hülsenfrüchten. Fisch, Geflügel und Milchprodukte werden nur mäßig verzehrt: Eier, rotes

Fleisch und Süßigkeiten kaum. Diese Ernährungsform ist reich an Antioxidantien und Omega-3-Fettsäuren, die entzündliche Prozesse positiv beeinflussen. Sie führt zu einer geringeren Aktivierung von Entzündungszellen, insbesondere der Mastzellen, sowie zu einer Verringerung von Schmerz- und Entzündungsmediatoren wie den Prostaglandinen.

- **Laktose:** Lebensmittel, die reich an Milchzucker (Laktose) sind, können zu einer Erhöhung des Östrogenspiegels im Bild führen, was zu einer übermäßigen Aktivierung von Entzündungszellen (Mastzellen) führt. Die Folge sind eine Zunahme von Entzündungsreizen und Schmerzen.
- **Gluten:** Das Klebereiweiß – auch Gluten genannt –, das in vielen Getreidesorten enthalten ist, führt bei Personen mit Zöliakie zu einer Entzündung und Schädigung der Dünndarmschleimhaut. In der wissenschaftlichen Literatur konnte bei nicht an Zöliakie erkrankten Frauen kein eindeutiger Hinweis auf eine Besserung der Darmsymptomatik oder der Schmerzen festgestellt werden.
- **Flüssigkeit:** Empfehlenswert sind vor allem reines Wasser oder zuckerfreie Getränke wie Kräutertee. Alkoholische Getränke und Süßgetränke sollten reduziert oder ganz gemieden werden.

Außerdem gibt es mehrere Nahrungsergänzungsmittel (N-Acetyl-Cystein, Liponsäure, Vitamine D, C und E, Folsäure, Fischöl, Resveratrol, Quercetin), die zu einer Besserung der Endometriose-Symptome führen können. Sie werden aber in den meisten Fällen bereits im Rahmen einer ausgewogenen Ernährung in ausreichender Menge aufgenommen und müssen nicht zusätzlich zugeführt werden.

Kein Allheilmittel, aber wichtige Unterstützung

Das ist, kurz zusammengefasst, die wissenschaftliche Datenlage zur Ernährung. Einschränkend muss allerdings auch gesagt werden, dass es keinen wissenschaftlichen Nachweis gibt, dass das gezielte Hinzufügen oder Weglassen bestimmter Lebensmittel die Endometriose stoppen oder ihr Fortschreiten verlangsamen kann.

Des Weiteren lassen die epidemiologischen Daten keine Rückschlüsse darauf zu, dass bestimmte Ernährungsweisen Einfluss auf das Entstehen von Endometriose haben. Vergleicht man die Häufigkeit von an Endometriose erkrankten Frauen, zeigt sich ein deutlicher Unterschied nur zwischen Ländern mit einem hohen sozioökonomischen Status und solchen mit einem niedrigeren. Endometriose wird in „reicheren" Ländern viel häufiger diagnostiziert als in solchen mit niederem Einkommen. Die Gründe hierfür liegen sicherlich im ungenügenden Zugang zu entsprechenden medizinischen Leistungen in ärmeren Ländern. Keine Unterschiede lassen sich aber im Zusammenhang mit unterschiedlichen Ernährungsgewohnheiten in verschiedenen Ländern desselben sozioökonomischen Status feststellen, wie den USA, in Italien. Mit anderen Worten: In Ländern mit vorwiegend mediterraner Ernährungsweise tritt Endometriose nicht seltener auf.

Trotzdem möchte ich an dieser Stelle eine Lanze für die Ernährung brechen. Vollständige Heilung kann sie zwar nicht bewirken, aber sie hat als Unterstützung der Therapie großes Potenzial. Die Ernährung ist nämlich außerordentlich wichtig für unser Wohlbefinden. Alles, was wir unser ganzes Leben lang mehrmals täglich machen – so wie essen –, beeinflusst unser Wohlbefinden und unsere Gesundheit zweifelsfrei. Das ist bei Patientinnen mit Endometriose, die sich sehr stark auf das Wohlbefinden auswirkt, umso bedeutungsvoller. In erster

Linie geht es bei allen therapeutischen Maßnahmen um die Lebensqualität der Frau. Hierbei spielt die Ernährung sicher eine große Rolle. Eine ausgewogene Diät, auch unter Berücksichtigung der angeführten Beispiele, ist in der Lage, Beschwerden zu lindern und zu einer Steigerung der Lebensqualität beizutragen.

Begleiterkrankungen abklären

Nicht vergessen dürfen wir aber, dass die Endometriose selten allein kommt. Wie wir an anderer Stelle erfahren haben (siehe Seite 82), treten gastrointestinale Beschwerden wie Reizdarm, Zöliakie oder chronisch entzündliche Darmerkrankungen wie Morbus Crohn, Colitis Ulcerosa bei Frauen mit Endometriose häufiger auf als bei Frauen ohne diese Krankheit. Vermutlich liegt der Immundefekt, der zulässt, dass sich gebärmutterschleimhautähnliche Zellen in „fremden" Geweben ansiedeln können, auch diesen und anderen Autoimmunkrankheiten – zum Beispiel der Hashimoto-Thyreoiditis – zugrunde. Außerdem leiden Patientinnen sehr häufig unter einer „intestinalen Hypersensibilität", die sich in Schmerzen, Verstopfung, Durchfall, Blähungen oder Völlegefühl äußert.

Eine Abklärung dieser Krankheiten und möglicher anderer Unverträglichkeiten ist deshalb auf jeden Fall sinnvoll und gehört zu einem multidisziplinären Therapieansatz dazu. Bei entsprechenden Befunden müssen dann bestimmte Lebensmittel vom Speiseplan gestrichen werden. Dies auf eigene Faust zu tun, davon rate ich aber ab. Die Gefahr, in einen Diätzwang oder eine Essstörung zu rutschen, wenn man sich zu stark auf die Ernährung konzentriert, ist groß. Dann sollte man sich an das entsprechende Fachpersonal wenden, das wissenschaftlich fundierte Auskünfte geben und vor einer einseitigen Ernährung bewahren kann.

Der Schlüssel zum eigenen Wohlbefinden

Grundsätzlich plädiere ich aber immer an meine Patientinnen, auf sich und ihren Körper zu hören und alles zu tun, was ihnen guttut. Für viele begleitende Maßnahmen gibt es den wissenschaftlichen Beweis, dass sie die Krankheit beeinflussen, (noch) nicht, das heißt aber nicht, dass sie sich nicht doch positiv auf das Wohlbefinden der Patientin auswirken. Egal, ob es autogenes Training, der tägliche schnelle Spaziergang oder das Meiden von Kohlgemüse und Alkohol ist – oder alles zusammen –, wichtig ist, dass jede Frau mit Endometriose nach ihren Wegen zu mehr Wohlbefinden sucht.

Gerade was die Ernährung betrifft, ist eine gesunde, ausgewogene Mischkost immer eine gute Grundlage, aber es gibt kein Patentrezept, das allen Frauen mit Endometriose gleichermaßen hilft. Jede Frau hat den Schlüssel zu ihrem Wohlbefinden selbst in der Hand.

Fragen aus der Praxis

Ich bin 29 Jahre alt, 167 Zentimeter groß und wiege nur noch 46 Kilogramm. Ich kann nicht essen. Mein Bauch schmerzt schon nach einem Bissen Brot und bläht sich auf. Ich habe mich auf Unverträglichkeiten testen lassen, alles ok. Magen- und Darmspiegelung ebenfalls top. Kann das eine Dünndarmfehlbesiedlung sein? Ich habe das unabhängig von meinem Zyklus. Ich will nicht mehr, das ist kein Leben. Mein Bauch ist schon komplett verbrannt, da ich ohne Wärmflasche nicht mehr auskomme.

Wenn die Beschwerden zyklusunabhängig sind, hat es vermutlich nichts mit einer Endometriose zu tun. Ich tippe auf ein Verdauungsproblem, das Sie auf jeden Fall von einem Facharzt abklären lassen sollten.

Ich habe gelesen, dass Magnesium gegen die Beschwerden hilft. Stimmt das?

Magnesium hat eine muskelentspannende Wirkung, die bei Endometriose helfen kann. Es gibt viele positive Rückmeldungen von Frauen, die in der zweiten Zyklushälfte Magnesium einnehmen. Deshalb kann ich das durchaus empfehlen. Sie müssen sich Magnesium auch nicht verschreiben lassen, sondern können einfach ein Präparat aus der Apotheke holen. Wenn Sie zu viel davon einnehmen, kann Durchfall die Folge sein.

Endometriose und Kinderwunsch

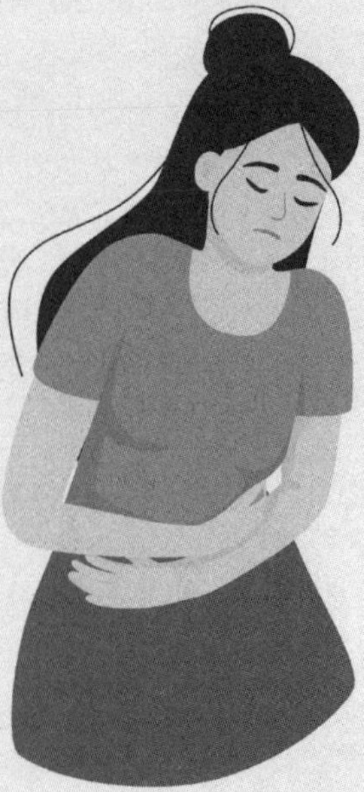

AUS MEINER PRAXIS

Julia ist 35 Jahre alt und hat nur einen Wunsch: ein Kind. Seit Jahren träumt sie davon, schwanger zu werden, ihr Baby im Arm zu halten, eine Familie zu haben. Doch Monat für Monat zerschlägt sich diese Hoffnung. Immer wieder kommen die Schmerzen, die sie schon seit Jugendjahren kennt – und die Operationen. Dreimal wurde sie wegen ihrer Endometriose schon operiert, immer wurden Zysten an ihren Eierstöcken entfernt. Sie seien der Grund, warum es mit der Schwangerschaft nicht klappt, haben ihr die Ärzte gesagt. Dreimal hat sie gehofft, doch nichts ist passiert.

Nun soll sie zum vierten Mal operiert werden. Wieder eine Zyste am Eierstock. Julia ist misstrauisch. Sie will eine Zweitmeinung einholen und kommt in meine Endometriose-Sprechstunde. Ich kann ihr leider nichts Gutes sagen: Es geht nicht nur um die Zyste. Ihre Eierstöcke sind durch die vielen Operationen stark geschädigt. Die Eierstockreserve ist fast aufgebraucht. Die Chance, auf natürlichem Wege schwanger zu werden, ist verschwindend gering.

Ich überstelle sie in die Kinderwunschklinik. Doch die hormonelle Stimulation schlägt fehl, eine Schwangerschaft mit ihren eigenen Eizellen ist ausgeschlossen. Letzte Chance: Eizellspende. Zuvor aber operiere ich sie doch noch einmal und entferne die Zyste am Eierstock. Dann folgen die Behandlungen, die Versuche mit der Eizellspende. Julia und ihr Mann erleben Rückschläge, Enttäuschungen, Momente, in denen sie nicht mehr weitermachen wollen. Doch irgendwann ist der Schwangerschaftstest positiv. Neun Monate später hält sie Leon im Arm. Und sie beschließt: Es ist genug.

Bleibt ein Paar ungewollt kinderlos, können dafür verschiedene Gründe verantwortlich sein. Früher suchte man danach fast ausschließlich bei der Frau. Heute weiß man, dass die Ursachen für unerfüllten Kinderwunsch Frauen und Männer gleichermaßen betreffen. Unerfüllter Kinderwunsch ist also kein Frauenproblem (mehr), sondern ein Paarproblem.

Grundsätzlich muss man zwischen Sterilität und Infertilität unterscheiden. Sterilität beschreibt das Unvermögen des Mannes, ein Kind zu zeugen, oder der Frau, schwanger zu werden. Sie liegt vor, wenn sich bei einem Paar trotz regelmäßigem und ungeschütztem Geschlechtsverkehr über ein Jahr hinweg keine Schwangerschaft einstellt. Bei der Infertilität hingegen kann die Frau zwar schwanger werden, das Kind aber nicht bis zur Geburt austragen. In diesem Fall treten häufig wiederholte Fehlgeburten auf.

Der größte Risikofaktor für eine ungewollte Kinderlosigkeit ist in unserer Zeit vor allem der späte Zeitpunkt des Kinderwunsches bei der Frau. Des Weiteren können sowohl bei Frauen als auch bei Männern Infektionskrankheiten, hormonelle oder immunologische Störungen, genetische Faktoren oder anatomische Veränderungen die Ursache für einen unerfüllten Kinderwunsch sein. Bei Frauen betreffen diese Veränderungen oft Eierstock, Eileiter oder Gebärmutter; bei Männern häufig Spermienqualität, Penis, Samenstrang oder Prostata. Auch psychosexuelle Beschwerden können mitunter ausschlaggebend sein.

Eine bedeutende Rolle spielt aber auch die Endometriose: Bei ungefähr jedem vierten Paar, das ungewollt kinderlos bleibt, ist der Grund diese Erkrankung. Umgekehrt haben 30 bis 50 Prozent der Frauen mit Endometriose einen unerfüllten Kinderwunsch.

Endometriose bedeutet also nicht zwangsläufig Kinderlosigkeit, sie erschwert aber das Schwanger-Werden. Die Erscheinungsform und der Schweregrad der Erkrankung spielen dabei eine wesentliche Rolle.

Warum Endometriose eine Schwangerschaft erschwert

Bei einer Endometriose können sich Zysten an den Eierstöcken bilden, die sogenannten Endometriome oder Schokoladenzysten. Diese verdrängen zunehmend das gesunde Eierstockgewebe, beeinträchtigen den normalerweise genau getimten Eisprung und können die Eizellreserve vorzeitig reduzieren. Zudem reduziert eine Endometriose im Eierstock häufig die Qualität der Eizellen, was ihre Befruchtung erschwert. Die Fruchtbarkeit hängt bei Endometriose-Patientinnen stark vom Stadium der Erkrankung ab: Je weiter fortgeschritten die Endometriose, desto größer ist das Risiko eines unerfüllten Kinderwunsches.

Neben den Zysten können durch die ständigen entzündlichen Prozesse bei einer Endometriose auch Verwachsungen im Gewebe entstehen. Diese beeinflussen oft die anatomischen Voraussetzungen für eine Schwangerschaft: Verziehungen, Verzerrungen oder ein Verschluss der Eileiter können eine Empfängnis erschweren oder unmöglich machen. Auch die Transportfähigkeit der Eileiter kann durch die Endometriose beeinträchtigt werden, sodass Eizelle und Spermien nicht mehr zueinanderfinden und eine Befruchtung ausbleibt. Ist der Transport der befruchteten Eizelle durch den Eileiter in die Gebärmutterhöhle behindert, vermindert das nicht nur die Schwangerschaftswahrscheinlichkeit, sondern erhöht auch das Risiko einer Eileiterschwangerschaft.

Auch auf immunologischer Ebene spielen sich bei Endometriose verschiedene Prozesse ab, die die Eizellqualität vermindern und eine

Empfängnis erschweren. Im chronisch entzündeten Gewebe sind eine Vielzahl an Abwehrzellen und Entzündungsmediatoren aktiv, wie Makrophagen, Granulozyten, natürliche Killerzellen, Zytokine, Histamine, Chemokine, verschiedene Antikörper. Das entzündliche Milieu kann die Einnistung eines Embryos in die Gebärmutterhöhle erschweren.

Bei einer Adenomyose können die anatomischen Veränderungen in der Gebärmutterhöhle derart ausgeprägt sein, dass die Einnistung des Embryos und/oder die Aufrechterhaltung einer Schwangerschaft unmöglich werden.

Außerdem treten bei Endometriose-Patientinnen häufig auch andere Autoimmunkrankheiten auf, wie die Hashimoto-Thyreoiditis (autoimmune Schilddrüsenentzündung), Blutgerinnungsstörungen, Lupus erythematodes. Dies reduziert die Wahrscheinlichkeit, schwanger zu werden, noch weiter.

Endometriose kann auch zu hormonellen Veränderungen führen, etwa zu einer gestörten Ausschüttung von Östrogen und Progesteron. Dies kann den Eisprung verzögern und die Auf- und Umbauprozesse im Endometrium in der Gebärmutter beeinträchtigen, wodurch eine Schwangerschaft erschwert oder verunmöglicht wird.

Abgesehen von diesen anatomischen und hormonellen Hindernissen scheitert eine Schwangerschaft sehr häufig bereits an der Grundvoraussetzung – nämlich an regelmäßigem Geschlechtsverkehr. Es ist mehr als verständlich, dass eine Frau, die aufgrund einer Tief Infiltrierenden Endometriose unter starken Schmerzen leidet, schlichtweg keine Lust verspürt und sich äußerst schwertut, Sexualität unbeschwert zu erleben. Dies kann die Intimität in der

Partnerschaft stark belasten und den Eintritt einer Schwangerschaft zusätzlich erschweren.

Ausführliche Diagnostik beim Paar

Bei unerfülltem Kinderwunsch sollte deshalb eine ausführliche Diagnostik zum Ausschluss einer Endometriose immer Teil der Abklärung sein. Das sind – wie bereits erwähnt – ein ausführliches Anamnesegespräch, die körperliche Untersuchung und eine Ultraschalluntersuchung. Das ist sinnvoll, solange die Diagnostik nichtinvasiv bleibt, also die Frau keinem chirurgischen Eingriff unterzogen wird. Ein häufiges Problem ist jedoch, dass sich viele Mediziner und Medizinerinnen bei unerfülltem Kinderwunsch mit aller diagnostischen Wucht auf die Frau stürzen und dabei auch invasive Eingriffe, also Operationen, nicht scheuen, wobei sie völlig außer Acht lassen, dass die Ursache für die Kinderlosigkeit ebenso häufig beim Mann liegen kann.

Nach der Anamnese und der körperlichen Untersuchung der Frau muss deshalb auch der Partner in die Diagnostik einbezogen werden. Dabei ist unter anderem eine Sexualanamnese von Bedeutung. Es gibt eine ganze Reihe von Störungen der Sexualfunktion, die bei einer ausbleibenden Schwangerschaft eine Rolle spielen können. Dazu zählen Schmerzen, die regelmäßigen Geschlechtsverkehr verhindern, sowie psychosexuelle Störungen wie vorzeitiger Samenerguss, Impotenz, die vaginalen Geschlechtsverkehr unmöglich machen. Es ist sehr wichtig, diese Punkte bei einer Anamnese klar anzusprechen. Dabei kann es hilfreich sein, wenn der Gynäkologe bzw. die Gynäkologin dies zunächst mit der Frau allein bespricht, ohne ihren Partner. Vielen Frauen fällt es dann leichter, über Probleme zu reden. Vor ihrem Partner spielen Frauen Schmerzen beim Geschlechtsverkehr häufig herunter, dass er einen vorzeitigen Samenerguss hat, traut sie sich in seiner Anwesenheit vermutlich überhaupt nicht zu sagen. Ist die anfängliche Hemmschwelle überwunden, empfinden das viele Frauen als erleichternd und befreiend. Dann fällt das Reden viel leichter – auch in Anwesenheit des Partners.

Im Rahmen einer sorgfältigen Diagnostik werden bei der Frau und beim Mann auch anatomische Veränderungen an den Geschlechtsorganen und Infektionskrankheiten abgeklärt. Der nächste Schritt ist die Erhebung des Hormonstatus der Frau über eine Blutprobe. Beim Mann sollte ein Spermiogramm durchgeführt werden, also eine Untersuchung der Samenflüssigkeit: Gibt es Spermien? Wie viele sind es? Bewegen sie sich? Sind sie normal geformt? Gibt es Hinweise auf Entzündungen? Bei ungefähr jedem zweiten Fall von unerfülltem Kinderwunsch ist die Ursache genau hier zu finden – in der nur eingeschränkten oder fehlenden Zeugungsfähigkeit des Mannes.

Erst wenn diese Untersuchungen und Befunde unauffällig sind, sollte an eine Laparoskopie, also einen minimalinvasiven chirurgischen Eingriff, gedacht werden. Verwachsungen, Verziehungen oder anatomische Veränderungen im Becken und Bauchraum der Frau sind oft erst ersichtlich, wenn sie mit einem optischen Instrument aus der Nähe, also von innen, betrachtet werden.

Die Bauchspiegelung wird meistens mit einer Chromopertubation kombiniert, um die Durchgängigkeit der Eileiter zu überprüfen. Dafür wird über die Scheide eine blaue Farblösung in die Gebärmutter gespritzt. Diese fließt über die Eileiter und die Eileitertrichter in den Bauchraum. Bei Verwachsungen in den Eileitern ist dieser Fluss gestört. Im selben Eingriff kann versucht werden, die Eileiter wieder zu öffnen. Über die Laparoskopie sichtbar gewordene Endometriose-Herde werden entfernt,

Verwachsungen gelöst, Organe und Gewebe wieder hergestellt. Durch eine gleichzeitig durchgeführte Gebärmutterspiegelung – Hysteroskopie – kann die Gebärmutterhöhle inspiziert und eine Gewebeprobe der Gebärmutterschleimhaut entnommen werden. Die Wahrscheinlichkeit einer spontanen Schwangerschaft in den ersten zwölf bis 18 Monaten nach einem solchen operativen Eingriff ist deutlich verbessert.

Gut zu wissen

Sexuell übertragbare Krankheiten

Sexuell übertragbare Krankheiten können mitunter zu einer Unfruchtbarkeit führen. Das ist nicht selten bei einer Infektion durch Chlamydien der Fall. Dabei handelt es sich um Bakterien, die bei ungeschütztem Geschlechtsverkehr übertragen werden und zu Entzündungen der Harnröhre, bei der Frau aber auch von Gebärmutter, Eileiter und Eierstock führen können. Die daraufhin entstehenden Verklebungen sind nicht selten der Grund dafür, dass eine Frau nicht schwanger wird. Die gute Nachricht: Eine Infektion kann man über einen Urintest diagnostizieren und dann mit Antibiotika behandeln. Je schneller eine Infektion behandelt wird, umso unwahrscheinlicher ist es, dass sie zum Verkleben der Eileiter führt.

Vorsicht bei Zysten am Eierstock

Wichtig in diesem Zusammenhang ist nochmals zu erwähnen, dass wiederholte operative Eingriffe an den Eierstöcken bei Frauen mit Kinderwunsch unbedingt zu vermeiden sind. Neben den Zysten, die dabei entfernt werden, wird immer auch gesundes Eierstockgewebe beschädigt. Die Eizellreserve sinkt dadurch bedeutend, weil einmal verloren gegangene Eizellen nicht wieder neu gebildet werden können. Das beeinträchtigt die Wahrscheinlichkeit, schwanger zu werden, erheblich. Noch ein Grund mehr, warum sich Patientinnen mit Endometriose nur von erfahrenen Chirurgen operieren lassen sollten.

Wann sollte also eine Zyste am Eierstock entfernt werden? Eine Indikation für eine Entfernung einer Eierstockzyste ist dann gegeben, wenn diese einen Durchmesser von vier, fünf Zentimetern überschreitet. In diesem Fall drückt und schädigt sie mechanisch zunehmend mehr das sie umgebende, gesunde Gewebe und fördert zudem entzündliche Prozesse direkt im Eierstock. Auch bei in kurzer Zeit schnell wachsenden oder neu aufgetretenen Endometriose-Zysten bei Frauen nach dem 40. Lebensjahr ist eine Operation indiziert. Dann steigt das Risiko, dass die Zyste Krebszellen enthalten könnte, und die Entfernung des gesamten Eierstockes ist die richtige Entscheidung. Bei jüngeren Frauen ist das Krebsrisiko, abgesehen von einzelnen Sonderfällen, hingegen vernachlässigbar gering (siehe Seite 195).

Grundsätzlich ist das Alter der Frau bei einem chirurgischen Eingriff ausschlaggebend: Das Ziel einer mehr oder weniger umfangreichen Operation ist es, die Wahrscheinlichkeit einer spontanen Schwangerschaft zu erhöhen. Das ist bei einer Frau in ihren fruchtbarsten Jahren sinnvoll. Bei einer Frau Mitte 40 sollte ein operativer Eingriff aber sehr gut überlegt sein. Die Wahrscheinlichkeit einer spontanen Schwangerschaft ist allein schon aufgrund ihres Alters nicht sehr groß. In diesem Fall ist es vermutlich besser, an eine assistierte Reproduktion, also an eine künstliche Befruchtung, zu denken.

Ziel aller Untersuchungen, Eingriffe und Behandlungen bei der Frau und beim Mann ist es, eine Schwangerschaft auf natürlichem Weg zu ermöglichen. Klappt das nicht, stehen heute, zum Glück, reproduktionsmedizinische Verfahren zur Verfügung, die vielen Paaren dabei helfen können, ihren Traum vom eigenen Kind zu erfüllen.

VON DER ZYKLUSKONTROLLE ÜBER IUI UND IVF BIS ICSI

Die Geburt von Louise Brown am 25. Juli 1978 in England gilt in der Medizin als Beginn der modernen Reproduktionsmedizin. Sie war das erste Baby weltweit, das durch In-vitro-Fertilisation (IVF) gezeugt wurde, ein „Retortenbaby", wie es lange Zeit hieß. Der verantwortliche Mediziner Prof. Robert Edwards bekam dafür im Jahr 2010 den Nobelpreis für Medizin. Es war ein wichtiger Meilenstein in der Reproduktionsmedizin, die sich seither enorm weiterentwickelt hat und mittlerweile weltweit über zehn Millionen Elternpaaren zum Kinderglück verholfen hat.

Das Behandlungsspektrum der Reproduktionsmedizin beginnt mit dem **Zyklusmonitoring,** einem vergleichsweise unaufwändigen Verfahren, mit dem der ideale Zeitpunkt ermittelt wird, um auf natürlichem Weg durch Geschlechtsverkehr schwanger zu werden. Dieser ist dann, wenn die Eizelle aus dem Eierstock in den Eileiter abgegeben wird (Eisprung). Die Eizelle ist nun für ungefähr 24 Stunden befruchtungsfähig. Spermien hingegen können vier, fünf Tage im Eileiter überdauern. Medizinisch begleitet wird das Zyklusmonitoring über eine Ultraschalluntersuchung am achten oder neunten Zyklustag. Dann sollte ersichtlich sein, ob sich im Eierstock eine Follikelzyste bildet. Ist das der Fall, rückt der ideale Zeitpunkt näher: Mit einem einfachen Urinteststreifen kann die Frau das Luteinisierende Hormon (LH) überprüfen. Ist der Wert positiv, findet der Eisprung statt. Die 24 Stunden der höchsten Empfängnisbereitschaft beginnen genau jetzt und sollten vom Paar genutzt werden. Aufgrund der mehrere Tage dauernden Vitalität der Spermien im Eileiter sind selbstverständlich auch die Tage vor dem Eisprung sehr erfolgsversprechend.

Außerdem gibt es die Möglichkeit der **Zykluskontrolle mit einer medikamentösen Auslösung des Eisprungs.** Das gibt die Sicherheit, dass innerhalb von zwölf bis 36 Stunden nach Einnahme eines Medikamentes der Eisprung stattfindet und somit eine optimale Zeit für „erfolgreichen" Geschlechtsverkehr ist.

Nicht immer ist im Ultraschall aber eine Follikelzyste zu sehen. Das ist beispielsweise bei Endometriose öfter der Fall. Dann besteht die Möglichkeit der **hormonellen Stimulationstherapie der Eierstöcke.** Die gezielte Gabe von Hormonen, die als Tabletten eingenommen oder unter die Haut gespritzt werden, regt die Eierstöcke zur Ausbildung von Follikelzysten an. Über Ultraschalluntersuchungen – es reichen in der Regel zwei Untersuchungen im Abstand von zwei Tagen – wird die Anzahl und Größe der Follikelzysten festgestellt. Sind es ein oder zwei Follikel mit einem Durchmesser von 18 bis 20 Millimeter, wird der Eisprung medikamentös kontrolliert ausgelöst. Haben sich mehr Follikel gebildet, wird auf das Auslösen eines Eisprungs in der

Regel verzichtet, um Mehrlingsschwangerschaft und die damit verbundenen geburtshilflichen Risiken zu vermeiden. Das Paar sollte in diesem Fall auf Geschlechtsverkehr besser verzichten.

Führt die Zykluskontrolle gepaart mit „Timing“ des Geschlechtsverkehrs nicht zur erwünschten Schwangerschaft, kann mit komplexeren Methoden die Erfüllung des Kinderwunsches unterstützt werden.

Bei der **Intrauterinen Insemination (IUI)** werden die Spermien des Partners zum Zeitpunkt des Eisprungs direkt in die Gebärmutter übertragen. Zuvor wird die Spermienflüssigkeit des Mannes im Labor in einer Nährlösung optimal aufbereitet. Die Samenzellen werden danach samt Nährlösung mit einem dünnen Katheter über die Scheide in die Gebärmutter gebracht. Von dort gelangen sie auf dem nunmehr abgekürzten Weg zum Eileiter und befruchten dort die Eizelle. Für

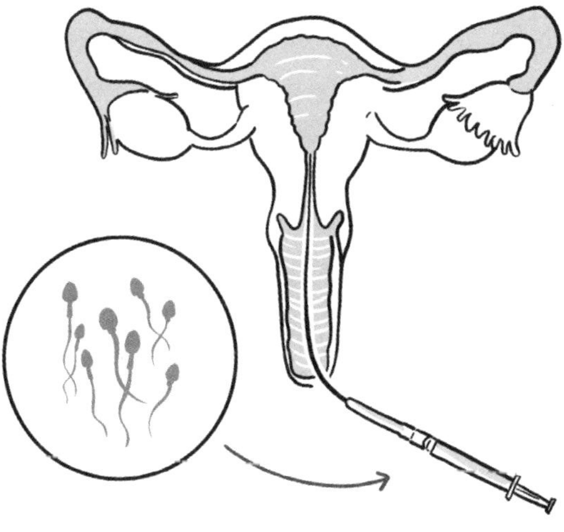

den Erfolg der Methode sind also durchgängige Eileiter eine Voraussetzung.

Sind die Eileiter verschlossen, was zum Beispiel bei Endometriose häufig der Fall ist, oder kommt es nach mehreren Versuchen durch Zyklusmonitoring oder IUI zu keiner Schwangerschaft, hält die Reproduktionsmedizin zwei weitere Techniken bereit. Dabei wird die Eizelle im Labor befruchtet und erst danach in die Gebärmutterhöhle der Frau transferiert. Man spricht dann von der In-vitro-Fertilisation (IVF). Die „erweiterte" IVF, nämlich die Intrazytoplasmatische Spermieninjektion (ICSI), kann bei einer verminderten Spermienqualität und/oder -anzahl erfolgreich sein.

In beiden Fällen wird die Frau einer höher dosierten Hormonbehandlung unterzogen, damit in den Eierstöcken möglichst viele Follikel heranreifen. Über Ultraschall beobachtet der behandelnde Arzt bzw. die Ärztin die Anzahl, Größe und Reife der sich entwickelnden Eizellen. Sind ausreichend viele Follikel mit einem Durchmesser von 18 bis 20 Millimeter herangereift, wird der Eisprung mit einer Hormongabe ausgelöst. Zwölf Stunden später, noch vor dem eigentlichen Eisprung, werden die Eizellen mit einer feinen Nadel aus den gereiften Follikeln entnommen. Der Eingriff erfolgt über die Scheide und wird mit Ultraschall am Bildschirm gesteuert. Er ist nicht sehr schmerzhaft und deshalb auch ohne Betäubung möglich. Auf Wunsch der Patientin kann er aber auch unter Vollnarkose gemacht werden.

Die Eizellen sind mit freiem Auge nicht zu erkennen, sie werden in der entnommenen Flüssigkeit erst unter dem Mikroskop sichtbar. In einer Nährlösung werden sie auf eine Befruchtung vorbereitet.

Dasselbe passiert mit den Spermien des Partners. Bei der **In-vitro-Fertilisation (IVF)** werden danach Eizellen und Samenzellen in einer Nährlösung zusammengeführt und in einen Brutkasten gegeben, der die Bedingungen des Eileiters nachahmt. Ist die Befruchtung der Eizelle geglückt, sind nach drei, vier Tagen im Mikroskop erste Zellteilungen sichtbar. Maximal zwei frühe Embryonen werden dann mit dem Katheter über die Scheide in die Gebärmutter gebracht. Nicht

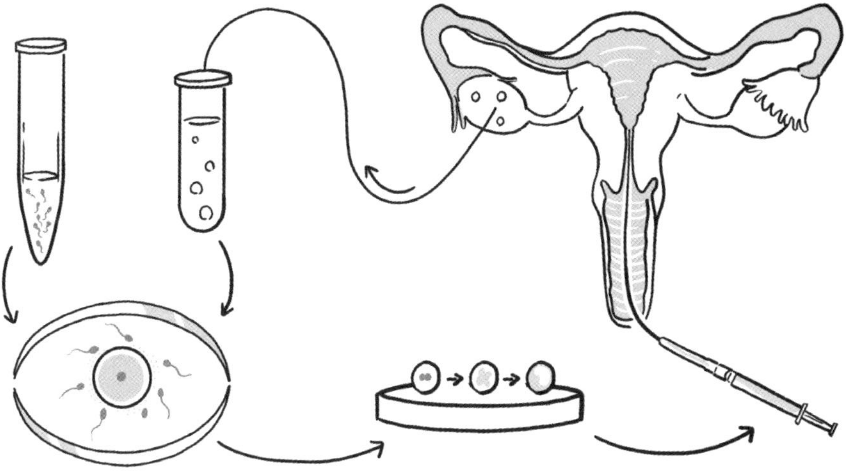

eingesetzte Embryonen können eingefroren werden und stehen für weitere Behandlungsversuche zur Verfügung.

Das Einfrieren – Kryokonservieren – der Embryonen kann natürlich eine ganze Reihe an ethischen Fragen aufwerfen, vor allem dann, wenn sie vom Paar nicht mehr beansprucht werden. Zum Glück konnen mittlerweile auch unbefruchtete Eizellen eingefroren werden (Vitrifikation). Dies löst nicht nur die angesprochenen ethischen

Probleme, sondern ist zugleich auch eine enorme Entlastung für die Patientinnen, da bei ausgebliebener Schwangerschaft für einen neuen Behandlungszyklus auf eine erneute, belastende hormonelle Stimulationstherapie verzichtet werden kann.

Eine **Intrazytoplasmatische Spermieninjektion (ICSI)** unterscheidet sich im Wesentlichen nicht von einer IVF-Behandlung. Allerdings findet dort die Befruchtung der Eizelle nicht von allein in einem Reagenzglas statt, weil die Spermienqualität dafür nicht ausreicht. Unter dem Mikroskop wird ein perfektes, bewegliches Spermium identifiziert und direkt in eine Eizelle injiziert. Die befruchtete

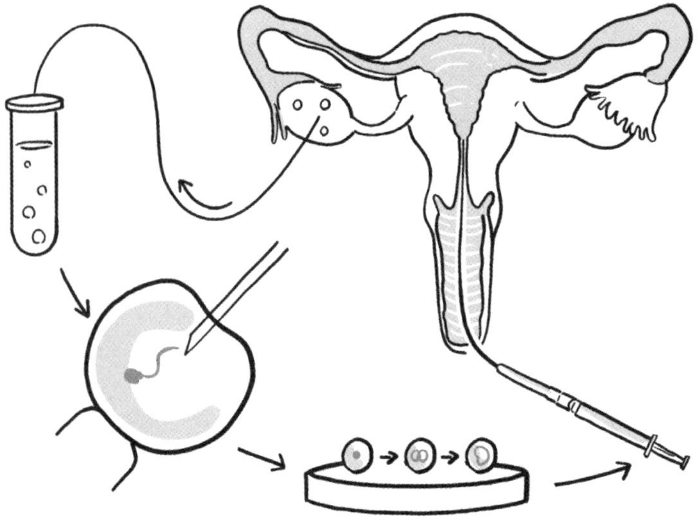

Eizelle wird danach – wie bei der IVF – im Brutschrank kultiviert und am dritten bis fünften Tag in die Gebärmutterhöhle transferiert.

Sowohl bei der IVF als auch bei der ICSI wird die Einnistung in die Gebärmutterschleimhaut durch die Gabe von Medikamenten, Gelbkörperhormon und Folsäure unterstützt. Nach zehn bis zwölf Tagen stellt sich heraus, ob die Behandlung erfolgreich war, die Frau also schwanger ist.

Das ist selbst mit modernster medizinischer Technik alles andere als sicher. Dank der verschiedenen Methoden der Reproduktionsmedizin entspricht die Wahrscheinlichkeit einer Schwangerschaft in etwa der von Paaren im fruchtbaren Alter unter idealen Bedingungen. Pro Zyklus liegt sie im Durchschnitt bei 25 bis 30 Prozent (bei älteren Frauen und mit begleitenden Erkrankungen ist die Wahrscheinlichkeit deutlich geringer). Laut einer großen australischen Studie von 2017 steigt die Erfolgsrate je nach Alter der Patientin nach acht durchgeführten IVF-Zyklen auf 54 bis 77 Prozent (kumulative Schwangerschaftsrate). Das bedeutet aber auch, dass knapp ein Viertel bis zur Hälfte der Paare auch nach acht Versuchen noch kinderlos sind. Paare mit unerfülltem Kinderwunsch lassen sich davon jedoch zu Recht nicht abschrecken. Für sie ist die ärztliche Unterstützung in vielen Fällen die einzige Möglichkeit, ein gesundes Kind zu bekommen.

Gar nicht so selten entsteht nach einer erfolgreichen In-vitro-Fertilisation ein zweites Baby auf natürlichem Wege. Ebenso kommt es vor, dass mehrere IVF-Zyklen erfolglos bleiben, es dann aber plötzlich mit einer spontanen Schwangerschaft klappt. In Medizin und Biologie gibt es immer eine Restwahrscheinlichkeit – absolute Aussagen wie „nie" und „immer" sind daher grundsätzlich falsch. Aus diesem Grund sollte keine Frau mit Endometriose jemals hören müssen, dass sie niemals schwanger werden kann. Genauso wenig sollte ihr garantiert werden, dass sie sicher schwanger wird.

Was passiert mit der Endometriose während der Schwangerschaft?

Während einer Schwangerschaft wird die Endometriose sozusagen auf Eis gelegt. In dieser Zeit werden die Hormone, vor allem das Gelbkörperhormon Progesteron, das zum Aufrechterhalten der Schwangerschaft notwendig ist, kontinuierlich ausgeschüttet. Der ovarielle Zyklus kommt vollständig zum Erliegen. Durch diese hormonellen Veränderungen wird die Endometriose nicht mehr befeuert, es gibt keine wiederholten Blutungen mehr und somit auch keine entzündlichen Prozesse. Daher spielt die Endometriose während einer Schwangerschaft keine Rolle mehr. Ein ähnlicher Effekt tritt in der Stillzeit auf. Eine Schwangerschaft kann also die Aktivität der Endometriose vorübergehend stoppen. Bildlich gesprochen trocknen die Endometriose-Herde aus, schrumpfen zusammen und verursachen vorübergehend keine oder wenige Beschwerden. Auch wenn der Zyklus später wieder einsetzt und sich die Hormone normalisieren, benötigen die Herde nach dieser längeren „Ruhigstellung" eine gewisse Zeit, um wieder aktiv zu werden. Ein Grund, warum viele Frauen nach der Geburt lange Zeit kaum Probleme haben, könnte auch darin liegen, dass sich auch die Begleitschmerzen zurückbilden. Schwangerschaft und Geburt wirken also wie ein „Reset-Knopf", der den Körper auf eine Art „Werkseinstellung" zurücksetzt.

Trotzdem ist das absolut kein Grund, als Arzt oder Ärztin einer Frau zu raten, schwanger zu werden.

Sehr wohl reden sollte ein Gynäkologe und eine Gynäkologin mit jeder Patientin – unabhängig davon, ob sie Endometriose hat oder nicht – über das Timing einer Schwangerschaft. In der heutigen Gesellschaft ist es für Frauen enorm schwierig, den idealen Zeitpunkt für eine Familiengründung zu finden. Zuerst steht die Ausbildung oder das Studium im Vordergrund, dann folgen erste Arbeitserfahrungen und später die ersten Karriereschritte. Irgendwann tickt die biologische Uhr wirklich. Um Frauen von diesem Druck zu befreien und sie nicht zu einer Schwangerschaft drängen zu müssen, sollte man die Möglichkeit des „Social Freezing", also das Einfrieren von Eizellen, als Option für den späteren Kinderwunsch ansprechen.

Allerdings muss einer Frau oder vielmehr einem Paar bewusst sein, dass die Wahrscheinlichkeit für eine Schwangerschaft nicht ohne Grund mit dem Alter sinkt: Eine Mutter braucht Superkräfte, die sie vielleicht in jüngeren Jahren eher aufbringen kann als später. Es will also gut überlegt sein, ob das Zuwarten auf einen vielleicht noch idealeren Zeitpunkt sinnvoll ist.

Endometriose und Krebs

Endometriose ist definitionsgemäß eine gutartige Erkrankung. Es gibt allerdings seltene Ausnahmen: Laut aktueller Studienlage haben Frauen mit Endometriose – insbesondere Frauen, die unter einer Tief infiltrierenden oder Ovariellen Endometriose leiden – ein neunfach erhöhtes Risiko, an Eierstockkrebs zu erkranken. Das klingt erschreckend hoch und muss deshalb im Folgenden erklärt und eingeordnet werden.

Erhöhtes Risiko, aber dennoch sehr selten

An Eierstockkrebs (Ovarialkarzinom) erkranken im Durchschnitt zehn bis 15 von 100.000 Frauen im Jahr. Mit anderen Worten: Bei 0,1 pro 1000 Frauen ohne Endometriose wird ein Ovarialkarzinom diagnostiziert. Ein neunfach erhöhtes Risiko bedeutet also, dass knapp eine von 1000 Frauen betroffen ist. Die Risikozunahme ist also in absoluten Zahlen extrem gering, vor allem wenn man sich zum Vergleich die Zahlen von Brustkrebs (Mammakarzinom) anschaut: Jede siebte Frau erkrankt im Laufe ihres Lebens daran, das sind 140 von 1000 Frauen.

Endometriose ist demzufolge keineswegs gleichzusetzen mit Eierstockkrebs. Das erhöhte Risiko sollte keine Frau, die unter Endometriose leidet, beunruhigen.

Trotzdem gibt es einige Fälle, bei denen Gynäkologinnen und Gynäkologen hellhörig werden müssen: Wenn Frauen über 40 Jahren größere Endometriose-Herde am Eierstock und/oder an anderen Geweben aufweisen, die noch dazu stark durchblutet sind und an Größe zunehmen, dann ist erhöhte Vorsicht geboten. Ab ungefähr 40 Jahren nimmt die hormonelle Stimulation der Endometriose-Herde und -zysten nämlich natürlicherweise ab, weshalb eine Größenzunahme ungewöhnlich ist. In diesem Fall besteht ein relevantes Risikopotenzial für eine bösartige Wucherung.

Eine operative Abklärung ist dann dringend angeraten. Im Zuge des chirurgischen Eingriffs wird die Diagnose Eierstockkrebs, die zuvor über Ultraschall und bildgebende Verfahren als dringender Verdacht formuliert wurde, endgültig gesichert. Dabei zeigt sich auch, ob der Tumor örtlich begrenzt ist oder sich bereits ausgebreitet hat. Die Wucherungen mitsamt ihren Absiedlungen werden in der OP vollständig entfernt. In sehr frühen Stadien können die Geschlechtsorgane erhalten werden, was vor allem bei Frauen mit eventuell noch vorhandenem Kinderwunsch wichtig ist. Bei fortgeschrittenem Tumorstadium oder bei abgeschlossenem Kinderwunsch werden meistens auch beide Eierstöcke und Eileiter, die Gebärmutter und Teile des Bauchfells entfernt. Natürlich werden diese möglicherweise notwendigen Behandlungsschritte bereits vor der Operation mit der Patientin besprochen.

Eingriffe in spezialisierten Zentren

Solche Operationen gehören – einmal mehr – in erfahrene Hände, weil etwaige Tumorzysten am Eierstock jedenfalls unbeschädigt entfernt werden müssen, um zu vermeiden, dass sich der Zysteninhalt im Bauchraum verteilt, und sich dadurch Ansiedelungen des Tumors, sogenannte Metastasen, bilden können. Außerdem müssen sämtliche Tumorherde vollständig entfernt werden, ansonsten verschlechtert sich die Prognose für die Patientin drastisch.

In diesen wenigen, klar definierten Fällen – die Frau ist über 40 Jahre alt und weist wachsende Endometriose-Herde und Eierstockzysten auf – plädiere ich aufgrund des Tumorrisikos umso dringlicher dazu, die Operation in entsprechend spezialisierten Zentren durchführen zu lassen.

Fragen aus der Praxis

Ich nehme seit 1,5 Jahren Dienogest bei Endometriose und bin damit sehr zufrieden. Aber: Bei jeder Kontrolle ist meine Gebärmutterschleimhaut viel zu dick/zu hoch aufgebaut. Meine Gynäkologin meinte, dass das eigentlich nicht sein darf und eventuell eine Ausschabung nötig werden könnte. Im Internet habe ich gelesen, dass so was zu Krebs entarten könnte.

Eine zu hoch aufgebaute Gebärmutterschleimhaut ist tatsächlich ungewöhnlich. Dienogest enthält Progesteron, das normalerweise zu einer Rückbildung der Gebärmutterschleimhaut führt, also verhindert, dass sich das Endometrium aufbaut. Ich würde Ihnen zu einer Gebärmutterspiegelung raten und dabei eine Gewebeprobe entnehmen, um festzustellen, ob es Polypen oder andere Veränderungen gibt, die behandelt werden müssen. Was das Krebsrisiko angeht, kann ich Sie insofern beruhigen, als dass eine Progesterontherapie einem Gebärmutterkörperkrebs vorbeugt. Aber natürlich kann es auch unabhängig von dieser Therapie zu Veränderungen in der Schleimhaut kommen, die man abklären sollte.

Ich habe gelesen, dass man mit Endometriose ein erhöhtes Risiko für Herzinfarkt haben kann. Stimmt das?

Da haben Sie vermutlich die Berichte über eine groß angelegte, dänische Studie über den Zusammenhang zwischen Endometriose und Herzinfarktrisiko gelesen, die 2024 publiziert wurde. In der Tat konnte die Studie nachweisen, dass Frauen, die an Endometriose leiden, ein bis zu 20 Prozent höheres Risiko haben, einen Herzinfarkt zu erleiden. Das ist auf den ersten Blick wirklich sehr viel. Deshalb muss man sich die Daten im Detail anschauen. Was in Prozentzahlen erschrecken mag, sieht in Bezug auf die absoluten Zahlen betroffener Frauen gleich deutlich weniger dramatisch aus. Erstaunlich erscheint auch, dass laut dieser Studie Endometriose-Patientinnen zwar häufiger einen Herzinfarkt erleiden, aber seltener daran sterben. Wichtige Zusatzinformationen wie Familienanamnese, Body-Mass-Index, Stadieneinteilung der Endometriose waren nicht abrufbar. Aufgrund des Studiencharakters können auch laut den Autoren der Erhebung keine kausalen Zusammenhänge zwischen Endometriose und Herzinfarktrisiko hergestellt werden. Sie fordern richtigerweise zusätzliche Forschung, um einen eventuellen Zusammenhang zwischen Endometriose sowie Herzinfarkt- und Schlaganfallrisiko zu beweisen. Nicht alles, was als kurze Schlagzeile durch die Medien geistert, darf man sofort als bare Münze nehmen. Medizinerinnen und Mediziner, die solche Daten lesen, interpretieren und sie ihren Patientinnen erläutern, sind da Gold wert.

Endometriose
bei
Männern

Können auch Männer unter einer typischen Frauenkrankheit wie Endometriose leiden? Nach allem, was wir bisher über diese Krankheit wissen, scheint das tatsächlich ausgeschlossen zu sein. Immerhin handelt es sich um eine Erkrankung, bei der die Gebärmutter, deren Schleimhaut und der weibliche Hormonzyklus eine zentrale Rolle spielen. Diese anatomischen Voraussetzungen fehlen dem Mann, wenn wir intersexuelle Männer, die sowohl männliche als auch weibliche Geschlechtsorgane besitzen, außen vor lassen.

Doch in der Natur und in der Medizin ist nichts unmöglich. Deshalb gibt es auch einige dokumentierte Fälle von Endometriose bei Männern.

Verdächtiges Gewebe als Zufallsbefund

Aus der wissenschaftlichen Literatur ist mir kein Fall bekannt, bei dem ein Mann wegen seiner Schmerzsymptomatik auf Endometriose untersucht wurde. Es kann nicht ausgeschlossen werden, dass in der Prostata endometriumähnliches Gewebe gefunden werden kann, vor allem nach langjährigen Behandlungen wegen eines Karzinoms. Die Diagnose Endometriose ist aber ein Zufallsbefund. Ich würde in diesem Fall auch nicht von Endometriose sprechen, sondern höchstens von endometriumähnlichem Gewebe.

Wie kann das sein? Die dokumentierten Fälle lassen einige Rückschlüsse zu, die helfen können, auch die Entstehungsmechanismen der Erkrankung bei der Frau zu verstehen und die Forschung über eine ursächliche Behandlung zu unterstützen.

Die Theorie der retrograden Menstruation als Ursache der Endometriose kommt bei Männern nicht in Frage. Sie haben keine Regelblutung. Männer produzieren zwar auch Hormone, allerdings deutlich mehr Testosteron und kaum Östrogen, unter dessen Einfluss bekanntlich die Gebärmutterschleimhaut aufgebaut wird. Die beiden Steuerungshormone LH und FSH gibt es auch beim Mann, sie stimulieren die Freisetzung von Testosteron und die Reifung der Spermien.

Eine Entstehungstheorie könnte aber durch das Vorkommen von endometriumähnlichem Gewebe beim Mann gestützt werden: Nämlich jene, dass Endometriose aus den Resten embryonaler Zellen der Müller'schen Gänge hervorgehen könnte. Das ist jenes Gewebe, aus dem ein Teil der weiblichen Geschlechtsorgane entsteht. Diese Überbleibsel aus der embryonalen Entwicklung dürfte es auch beim Mann geben, weshalb sich daraus endometriumähnliches Gewebe zwischen Rektum und Becken – im sogenannten Douglas-Raum – entwickeln könnte. Dass sich dieses Gewebe ähnlich verhält, wie das Endometrium bei der Frau, ist aber aufgrund der grundsätzlich anderen hormonellen Vorgänge beim Mann ausgeschlossen.

Wenn Männer vermehrt Östrogen produzieren

Allerdings kann es auch bei Männern vorkommen, dass sie mehr Östrogen bilden, als es von Natur aus vorgesehen ist. Das ist etwa bei starkem Übergewicht der Fall. Das Unterhautfettgewebe ist imstande, Östrogen zu bilden. Adipositas könnte also ein Risikofaktor für Endometriose beim Mann sein. Allerdings – und das schränkt diese Theorie wieder ein: In diesem Fall wird das Östrogen kontinuierlich gebildet und ausgeschüttet. Zentral bei Endometriose bei der Frau ist aber der Zyklus, also die auf- und absteigende Freisetzung der Hormone. Unter dem Einfluss von Östrogen wird die Gebärmutterschleimhaut aufgebaut, bei abnehmender Östrogen- und zunehmender Progesteronproduktion wird die Schleimhaut umgebaut und schließlich abgeblutet. Beides ist bei der hormonellen Stimulation durch Fettgewebe nicht möglich. Vielmehr würde die kontinuierliche Hormonausschüttung in diesem Fall den Zyklus ausschalten, so wie es die Pille tut.

Eine vermehrte Östrogenproduktion beim Mann ist auch durch einen Hodentumor möglich. Allerdings wird dies selten klinisch relevant, weil sich diese Tumore sehr schnell durch eine Schwellung der Hoden bemerkbar machen und deshalb frühzeitig behandelt werden.

Auch Männer mit Leberzirrhose, einer chronischen Erkrankung, die häufig durch langjährigen Alkoholmissbrauch, Virusinfektionen oder Autoimmunerkrankungen verursacht wird, haben erhöhte Östrogenwerte. Bei dieser Krankheit wird das Lebergewebe zunehmend zerstört, wodurch die Produktion des Sexualhormonbindenden Globulins (SHBG) verringert wird. Dieses Protein bindet normalerweise Östrogen, um es im Blut zu transportieren. Fehlt es an SHBG, steigt der Spiegel des freien, ungebundenen Hormons, das direkt auf die Zielorgane wirkt. Dies führt dazu, dass vermehrt Östrogen im männlichen Körper wirksam wird. Allerdings fehlen auch in diesem Fall die hormonellen Schwankungen, die für die Stimulation etwaiger Endometriose-Herde erforderlich wären.

Wichtige Hinweise für die Forschung

Kurzum: Ich würde Endometriose beim Mann als Randerscheinung in der Medizin bezeichnen, die man in keiner Weise mit der Krankheit bei der Frau vergleichen kann. Dennoch verdient sie die Aufmerksamkeit der Forschung, weil sie, wie schon angedeutet, helfen kann, die Entstehung und Ursachen der Krankheit zu verstehen und Behandlungsstrategien zu erarbeiten, die über das derzeitige Lindern von Symptomen hinausgehen.

Endometriose und Wechseljahre

Die Wechseljahre werden häufig mit der letzten Regelblutung, der Menopause, gleichgesetzt. Tatsächlich handelt es sich dabei jedoch nicht um einen Moment bzw. eine kurze Zeitspanne, sondern um mehrere Jahre rund um die letzte Regelblutung. Diese Phase dauert oft sieben bis zehn Jahre, kann jedoch individuell variieren.

In diesen Jahren verändert sich auf hormoneller Ebene vieles. Die zyklische Ausschüttung von Östrogen und Progesteron sinkt und gerät in den Jahren vor der Menopause zunehmend aus dem bisher üblichen Takt. Dadurch kommt es zu Schwankungen im Hormonhaushalt, zu Blutungsstörungen und zu mannigfaltigen anderen Symptomen.

Die hormonellen Veränderungen wirken sich auch auf den Körper und die Psyche aus. Hitzewallungen, Schweißausbrüche und Hautrötungen im Gesicht- und Halsbereich (Flush) sind typische Symptome in den Wechseljahren, treten jedoch nicht bei allen Frauen auf und können in ihrer Intensität stark variieren. Die hormonellen Veränderungen können auch das Herz-Kreislauf-System beeinflussen, was sich in schwankenden Blutdruckwerten, Schwindel, Herzrhythmusstörungen und einem plötzlichen Anstieg des Pulses äußern kann.

Auf neurologischer, kognitiver und psychosozialer Ebene können die Auswirkungen mehr als nur unangenehm sein. Konzentrationsprobleme, Gedächtnisprobleme, Schlafstörungen, Kopfschmerzen und depressive Verstimmungen sind möglich.

Auch das sich verändernde Körperbild kann belastend sein. Fettpölsterchen, die sich hartnäckig halten, sowie Haut, die an Elastizität verliert, erschlafft und vermehrt Falten entwickelt, stellen für viele Frauen eine Herausforderung dar. In dieser Phase kann es zudem zu Spannungen in der Partnerschaft kommen. Wenn die Kinder größer werden und das Haus verlassen, stürzen Eltern mitunter in die Krise. Das Empty-Nest-Syndrom, also das Syndrom des leeren Nestes, gibt es wirklich. Vor allem bei Eltern, die ganz in dieser Rolle aufgehen und sich jahrelang nur als Mütter oder Väter definiert haben, kann dann das Gefühl, nicht mehr gebraucht zu werden, aufkommen. Verlustängste, Traurigkeit oder sogar Identitätskrisen treten in diesen Jahren häufig auf. Andere wiederum entdecken die neuen Freiheiten und wollen diese ausleben. Das geht mitunter nicht ohne Probleme in der Beziehung ab, die auch bis zur Trennung führen können.

Dem Feuer geht das Benzin aus

Die Wechseljahre gehen also mit einer Vielzahl körperlicher, emotionaler und sozialer Veränderungen einher, die individuell unterschiedlich erlebt werden, mitunter aber sehr belastend sein können.

Trotzdem werden die Wechseljahre von Frauen mit Endometriose nicht selten herbeigesehnt. Mit sinkendem Östrogenspiegel geht sprichwörtlich dem Feuer das Benzin aus bzw. lässt die zyklische Stimulierung der Endometriose-Herde nach. Darauf können sich Frauen tatsächlich verlassen. Patientinnen, die keinen Menstruationszyklus mehr haben, geht es deutlich besser.

Die Schmerzen und Beschwerden verschwinden manchmal trotzdem nicht ganz. Das liegt an den komplexen Auswirkungen der Krankheit. Vor allem eine lange Zeit unbehandelte Endometriose hat Spuren im Körper hinterlassen, die sich nicht so schnell verwischen lassen: Vernarbungen, Verspannungen von Muskeln und Bändern sowie Fehlhaltungen haben häufig zu chronischen Schmerzen geführt, die ihrerseits erhebliche Auswirkungen auch auf die Psyche der Frau hatten. Das alles kann nachwirken, auch wenn die organische Ursache – die

Stimulation der Endometriose-Herde durch Östrogen – nicht mehr besteht. Ich vergleiche es gerne mit Phantomschmerzen. Es werden Schmerzen in einem Körperteil wahrgenommen, den es physisch nicht mehr gibt. Bei Endometriose sind es Schmerzen, obwohl die Endometriose-Herde inaktiv sind und nach und nach verkümmern.

Auch in den Wechseljahren gilt: Jeder Frau kann geholfen werden – Leiden muss nicht sein. Das beginnt bei den vermeintlich lapidaren Schweißausbrüchen und Hitzewallungen. Wie einschränkend übermäßiges Schwitzen sein kann, das weiß jede oder jeder, der einmal bei brütender Hitze zur wichtigen Besprechung geradelt ist. Wer schweißgebadet zwischen den entspannt aus dem klimatisierten Auto kommenden Kolleginnen und Kollegen sitzt, hat keinen besonders guten Stand. Bei Frauen in den Wechseljahren treten die Schweißausbrüche aus heiterem Himmel auf, nicht erst nach einer Radtour unter glühender Sonne.

Eine Hormonersatztherapie (HRT) kann laut wissenschaftlicher Datenlage Abhilfe schaffen. Die Behandlung mit Östrogen oder Östrogen-Gestagen-Kombination kann die Zahl der Hitzewallungen zuverlässig reduzieren und ihre Intensität mildern. Auch ist es unstrittig, dass die Hormonersatztherapie Knochenschwund vorbeugen und positive Auswirkungen auf das kognitive System sowie das Herz-Kreislauf-System haben kann. Endometriose-Patientinnen sollen die Hormone kontinuierlich, also ohne Pause einnehmen. Die Hormonersatztherapie führt bei diesem Einnahmemodus nicht zu einem Wiederauftreten oder Verschlimmern der Endometriose. Bei der Indikationsstellung für eine Hormonersatztherapie sollten von der verschreibenden Ärztin oder dem Arzt alle Kontraindikationen beachtet und über eventuelle Nebenwirkungen ausführlich aufgeklärt werden. So verbietet sich eine Hormonersatztherapie für Patientinnen mit einem hormonabhängigen Tumor wie dem Brust-, Gebärmutterkörperkrebs, weil dann die Gefahr besteht, dass der Tumor neu auftritt oder verbliebene Resttumorzellen zum Wachstum angeregt werden. Auch bei einer ganzen Reihe anderer Erkrankungen wie Bluthochdruck, Nikotinabusus, Gerinnungsstörungen, Gallenwegserkrankungen sollte sie, wenn überhaupt, erst nach einer sehr strengen Risiko-Nutzen-Abwägung verschrieben werden.

Was neben Hormonen noch hilft

Vor einer Hormontherapie oder parallel dazu können eine Reihe weiterer Therapiemöglichkeiten ausgeschöpft werden: Ausreichend Bewegung fordert das Herz-Kreislauf-System und beugt damit kardiovaskulären Beschwerden wie Bluthochdruck, erhöhtem Puls, Hitzewallungen vor. Außerdem senkt körperliche Aktivität das Osteoporose-Risiko.

Frauen berichten, dass eine ausgewogene Ernährung und der Verzicht auf zu viel Kaffee und Alkohol das Wohlbefinden fördern. Linderung bei Wechseljahresbeschwerden können auch hormonell wirksame Phytotherapeutika wie Rotklee, Hopfen, Traubensilberkerze, Schafgarbe, Mönchspfeffer, Frauenmantel, Johanniskraut bringen. Viele Frauen schwören auf Akupunktur, autogenes Training oder die traditionell chinesische Medizin. Es gilt auch hier: Erlaubt ist, was der jeweiligen Frau guttut.

Zusammenfassend kann man sagen, dass Endometriose-Patientinnen darauf vertrauen können, dass sich ihre endometriosebezogene Symptomatik mit dem Eintritt in die Menopause deutlich verbessert. Auf keinen Fall sollte dies aber den Übergang von einem Leiden ins nächste bedeuten. Es gibt, wie oben kurz erwähnt, eine ganze Reihe von Möglichkeiten, die Lebensqualität günstig zu beeinflussen.

Osteoporose und Brustkrebs in den Wechseljahren

Durch den Östrogenmangel steigt in den Wechseljahren das Risiko, an **Osteoporose** zu erkranken. Laut der einschlägigen wissenschaftlichen Literatur kommt es bei jeder zweiten bis dritten Frau nach den Wechseljahren zu osteoporosebedingten Knochenbrüchen. Das ist kein banales Problem, da dadurch Bettlägerigkeit, soziale Isolation und Sterblichkeit drastisch steigen. Deshalb ist in dieser Zeit eine Abklärung der Knochendichte notwendig. Eine Hormontherapie kann begonnen oder angepasst werden, gegebenenfalls können auch weitere Medikamente wie die sogenannten Bisphosphonate die Knochendichte günstig beeinflussen. Ein Knochenaufbau ist leider nicht mehr möglich. Um das 30. Lebensjahr ist die höchste Knochendichte erreicht, danach überwiegt der Knochenabbau, und die Knochendichte nimmt natürlicherweise ab. Deshalb sind ausgewogene Ernährung und sportliche Aktivität über die gesamte Lebensspanne von so überragender Bedeutung.

Da viele bösartige **Brusterkrankungen** in Zusammenhang mit den weiblichen Hormonen Östrogen und Progesteron stehen, muss vor einer Hormonersatztherapie auch die Brustgesundheit über eine Untersuchung mit Mammografie und eventuell zusätzlicher Ultraschalluntersuchung abgeklärt werden. Bei Patientinnen mit familiären Formen von Brust-, Gebärmutterkörper- oder Eierstockkrebs muss eine eventuelle Hormonersatztherapie unbedingt vorher mit einem erfahrenen onkologisch geschulten Arzt besprochen werden. Bei Patientinnen mit Vorstufen oder bereits diagnostiziertem Brust- oder Gebärmutterkörperkrebs soll eine Hormonersatztherapie nicht durchgeführt werden.

Laut Studienlage erhöht eine Hormonersatztherapie in den Wechseljahren das Brustkrebsrisiko. Dies ist allerdings abhängig von der Dauer der Einnahme der Hormone. Bei weniger als drei Jahren erhöht sich das Risiko laut Studien nicht. Bis zu fünf Jahren steigt das Risiko für eine Brustkrebserkrankung gering, danach deutlicher an. Wichtig ist aber, dass die Mortalitätsraten nicht in demselben Ausmaß ansteigen. Frauen unter Hormonersatztherapie in den Wechseljahren sterben also nicht häufiger an Brustkrebs. Das liegt wohl daran, dass sie engmaschiger überwacht, also regelmäßiger untersucht werden, und weil diese Tumore weniger aggressiv sind und meistens gut behandelt werden können.

Das erhöhte Brustkrebsrisiko relativiert sich auch deshalb, weil die meisten Frauen eine Hormonersatztherapie nur vorübergehend und nicht dauerhaft einnehmen. In den allermeisten Fällen nehmen die Wechseljahresbeschwerden mit der Zeit ab oder werden zunehmend erträglich. Hormone abzusetzen und bei Bedarf nach einigen Monaten bis wenigen Jahren wieder einzunehmen, ist absolut kein Problem.

Fragen aus der Praxis

Ich habe gehört, dass bioidentische Hormone besser sind als synthetische Hormone. Gilt das auch bei Endometriose und in den Wechseljahren?

Bioidentische Hormone, in diesem Fall handelt es sich um die weiblichen Geschlechtshormone Östrogen und Progesteron, entfalten ihre Wirkung über dieselben Rezeptoren an der Zelloberfläche wie die sogenannten synthetischen Hormone. Hergestellt werden bioidentische Hormone aus Extrakten, etwa der Yamswurzel, der

Sojabohne. Diese müssen noch im Labor beispielsweise zu Progesteron oder Östrogen synthetisiert werden. Es gibt keine evidenzbasierte wissenschaftliche Grundlage für die Annahme, dass bioidentische Hormone, gerade im Zusammenhang mit Endometriose und Menopause, besser wirken. Bioidentische Hormone sind für die Patientinnen allerdings bedeutend teurer.

Forschung
und
Entwicklung

Die Endometriose ist eine weit verbreitete, chronisch-entzündliche Erkrankung, die für viele Patientinnen mit starken Schmerzen und einer ganzen Reihe zusätzlicher klinischer, psychischer und sozialer Belastungen einhergeht. Die zur Verfügung stehenden diagnostischen Methoden und Therapien haben sich in den letzten Jahren zwar deutlich verbessert, trotzdem leiden viele Patientinnen noch darunter, dass die Diagnose häufig mit einer extremen Verspätung gestellt wird und die Therapien in manchen Fällen unzureichende Wirkung zeigen. Die absolute Notwendigkeit, sich auf Forschungsebene mit der Erkrankung noch intensiver auseinanderzusetzen, leitet sich daraus direkt ab.

In den vergangenen Jahren wurden die Ressourcen vor allem in die Erforschung der klinischen Auswirkungen der Erkrankung sowie in die verfeinerte Diagnostik und in verbesserte Therapien investiert. So konnte vor allem der Ultraschall oder auch die Magnetresonanz die Notwendigkeit der laparoskopischen Operation zur sicheren Diagnosestellung ablösen. Minimalinvasive Operationsmethoden unter bestmöglicher Organerhaltung und sogenannte „nerve sparing"-, also nervenerhaltende Operationstechniken konnten die therapeutischen und funktionellen Ergebnisse deutlich verbessern. Neue Möglichkeiten der Schmerztherapie sowie neue Ansätze der hormonellen Behandlungen konnten eingeführt werden. Die reproduktionstechnischen Methoden haben, zum Beispiel mit der Möglichkeit der Kryokonservierung von Eizellen, wichtige Fortschritte erzielt. Rehabilitative, psychische und soziale Aspekte wurden und werden zunehmend beleuchtet.

Eine Antwort auf die Frage aller Fragen

Trotz dieser Erfolge besteht die dringende Notwendigkeit, vor allem in die Grundlagenforschung zu intensivieren. Das ist ein Aspekt, der im Zusammenhang mit dieser weit verbreiteten Erkrankung ganz sicher zu kurz gekommen ist.

Eine Frage, deren Klärung man seit vielen Jahren kaum nähergekommen ist, steht wie keine andere im Raum: Warum gibt es die Endometriose?

Antworten auf diese Frage würden neue Möglichkeiten zu deren Behandlung ergeben. Bekanntlich ist ein Erklärungsansatz für das Entstehen der Krankheit die retrograde Menstruation. Allerdings weisen 90 Prozent der Frauen eine solche rückwärtsgerichtete Regelblutung auf, bei der Menstruationsblut durch die Eileiter in die Bauchhöhle fließt. Aber nur geschätzt zehn Prozent leiden an Endometriose.

Das bedeutet, dass verschiedene Faktoren zur Krankheitsentstehung beitragen müssen. Damit es zu einer Ausbildung von Endometriose-Herden an „ortsfremden Geweben" wie dem Bauchfell, den Eierstöcken kommen kann, muss eine ganze Reihe an spezifischen Reaktionen im Körper ablaufen: Das körpereigene Immunsystem zeigt eine ganze Reihe von Regulationsstörungen auf, die dazu führen, dass Herde in der Lage sind, sich an das ortsfremde Gewebe anzuhaften, sich in dieses zu vertiefen, es also zu infiltrieren, eine neue Blutversorgung zu den Herden aufzubauen und schlussendlich mit einer erhöhten Zellteilungsrate weiterzuwachsen. Zu allem Überfluss werden diese Prozesse durch eine fehlgeleitete Regulation des Hormonsystems und seiner Rezeptoren verstärkt. Die Wechselwirkungen zum Nervensystem tun ihr Übriges. Ein ganzes Feuerwerk an verschiedenen Zellen,

Entzündungsmediatoren, Hormonen, Enzymen und Rezeptoren hemmen und verstärken sich gegenseitig und führen letztendlich zur Entstehung und Aufrechterhaltung dieser Erkrankung mit all ihren gravierenden Folgeerscheinungen.

Das ist alles sehr komplex und kompliziert. Aber gezielt verstärkte Forschungsaktivitäten bilden die Grundlage sowohl für neue diagnostische Verfahren als auch für die Entwicklung innovativer therapeutischer Behandlungsmöglichkeiten, welche spezifisch in diese Abläufe eingreifen.

Schneller und einfacher zur Diagnose

In diesem Zusammenhang werden neue diagnostische Methoden und Tests einschließlich Bildgebung erforscht. In der Bildgebung kann die Kombination von Ultraschall und Magnetresonanzuntersuchung mit der sogenannten Elastografie ein genaueres Bild über die Gewebesteifigkeit und Festigkeit erstellen – ein wichtiger Hinweis auf das Vorliegen einer Tief Infiltrierenden vernarbenden Endometriose. Neue Biomarker wie Glykoproteine, Wachstumsfaktoren, microRNAs, lange nichtkodierende RNAs werden auf ihr nichtinvasives diagnostisches Potenzial und ihre ursächliche Bedeutung bei der Entstehung der Endometriose hin untersucht. Der bereits zugelassene, aber in seiner Zuverlässigkeit und klinischen Aussagekraft noch weiter zu untersuchende Endometriose-Speicheltest (microRNA) ist ein Beispiel dafür.

Gezielter zu einer individualisierten Therapie

Eine ganze Kaskade von zellulär vermittelten Abläufen des Immunsystems (Markophagen, T-Helferzellen, Mastzellen usw.) sowie durch interzelluläre Botenstoffe bedingte Prozesse (Tumornekrosefaktor, gefäßwachstumsfördernde Faktoren, Interleukine usw.) bieten gute Ansätze für die Grundlagenforschung. Das die Endometriose-Herde umgebende Gewebe sowie die Regulierung von Hormonrezeptoren an der Zelloberfläche und deren Signalwirkung auf die jeweiligen Zellen werden untersucht. Frei in der Gewebeflüssigkeit vorkommende Erbsubstanzanteile (RNA-Abschnitte) geraten in der Grundlagenforschung zunehmend in den Mittelpunkt. In diesem komplexen System gibt es eine ganze Reihe an Ansatzpunkten, in Zukunft bessere, personalisierte Therapiemöglichkeiten zu eröffnen. Wege, die in der Tumorbehandlung bereits beschritten werden, bieten auch für die Behandlung der Endometriose Möglichkeiten.

Ein innovatives Forschungsgebiet ist auch die Pharmakogenetik, bei der untersucht wird, wie einzelne Medikamente bei verschiedenen Menschen ansprechen und dadurch die personalisierte Medizin auch für Endometriose-Patientinnen aufgrund deren genetischen Voraussetzungen etabliert werden könnte.

Die Anstrengungen in diese Richtung müssen allerdings verstärkt und die entsprechenden Geldmittel zur Verfügung gestellt werden.

Anhang

FODMAP-LISTE

	FODMAP-reiche Lebensmittel	FODMAP-arme Lebensmittel
Gemüse	Blumenkohl, Artischocke, Spargel, Zwiebeln, Knoblauch, Lauch, Sellerie, Rote Bete, grüne Erbsen, grüne Paprika, Spalt-Erbsen, Pilze, Weißkohl	Karotte, Gurke, Salat, Aubergine, rote oder gelbe Paprika, Kartoffel, grüne Bohnen, Zucchini, Ingwer, Grünkohl, Rotkohl, Kürbis
Obst	Apfel, Apfelsaft, Birne, Wassermelone, Mango, Pflaumen, Nektarine, Pfirsich, Trockenfrüchte, Kirschen	Kiwi, Ananas, Orange, Mandarine, Banane, Erdbeere, Himbeere, Weintraube, Zitrone, Honigmelone
Proteinquellen	die meisten Hülsenfrüchte, marinierte Meeresfrüchte, Geflügel oder Fleisch, verarbeitetes Fleisch	Eier, fester Tofu, gekochte(s) Fleisch, Geflügel oder Meeresfrüchte, Tempeh
Getreide und Getreideprodukte	Weizen, Gerste, Roggen, Couscous, Kekse, Snacks	Buchweizen, Hafer, Hirse, Quinoa, Cornflakes, Reis, Mais, weizenfreies, roggenfreies und gerstenfreies Brot, Nudeln, Gebäck
Milchprodukte und Milchalternativen	Kuhmilch, Milchprodukte, Kondensmilch, Sojamilch aus ganzen Sojabohnen	laktosefreie Milch, Mandel-, Soja-, Kokosgetränk, Hartkäse, Butter, Brie, Camembert, Feta
Weitere Lebensmittel	Cashewkerne, Pistazien, Kokosnuss, Honig, Vollmilchschokolade, Maissirup mit hohem Fructosegehalt, Zuckeraustauschstoffe (z. B. Sorbit, Xylit, Mannit, Isomalt, Erythrit, Maltit, Lactit)	Kürbiskerne, Walnüsse, Erdnüsse, Macadamia, Chiasamen, dunkle Schokolade, Ahornsirup, Haushaltszucker

BASIS-FRAGEBOGEN

AG|EM
Arbeitsgemeinschaft Endometriose

Version 2021/07-001

Heutiges Datum

Patientinnen-Etikett	Kontaktdaten
	E-Mail Adresse ______ Telefonnummer ______

Grund der heutigen Vorstellung: (Bitte markieren sie die zutreffenden Punkte)

- ◯ Schmerzen
- ◯ Kinderwunsch / Sterilität
- ◯ andere Beschwerden, die auf Endometriose hinweisen
- ◯ bekannte Endometriose (Erstdiagnose) ____ Monat ____ Jahr - der Erstdiagnose
- ◯ Diagnostischer Befund mit (Verdacht auf) Endometriose (z.B. auffälliger Ultraschall, MRT, andere OP)
- ◯ Kontrolle / Nachsorge (keine Beschwerden)
- ◯ andere: ______

Alter bei erster Menstruationsblutung: ____ Jahre ◯ unbekannt

Erster Tag der letzten Menstruationsblutung: ______

Ist die Menstruationsblutung regelmäßig (alle 25-35 Tage): ◯ ja ◯ nein ◯ unbekannt alle ____ Tage

Wie ist die Stärke ihrer Regelblutung: ◯ stark ◯ mittel ◯ schwach ◯ keine Blutung

Wieviele Tage hält die Menstruationsblutung an? ____ Tage ◯ unbekannt

Nehmen Sie aktuell die Pille oder wenden sonstige Hormonpräparate an? (Hormonspirale/ Pflaster/ Ring) ◯ ja ◯ nein ◯ unbekannt

Falls ja: Welches Präparat? ______

Falls ja: Wie?

- ◯ zyklisch , d. h. über 21 (24) Tage, dann Pause oder wirkstofffreie Tabletten?
- ◯ Pause alle ____ Monate?
- ◯ kontinuierlich, ohne Pause

Nehmen Sie aktuell Schmerzmittel wegen der Beschwerden ein? ◯ ja ◯ nein ◯ unbekannt

Falls ja: Welche Präparate?

Name: ______ Dosierung: ______ Anzahl der Einnahmetage monatlich ____
Name: ______ Dosierung: ______ Anzahl der Einnahmetage monatlich ____
Name: ______ Dosierung: ______ Anzahl der Einnahmetage monatlich ____
Name: ______ Dosierung: ______ Anzahl der Einnahmetage monatlich ____

Bitte treffen Sie zu den folgenden Punkten eine eindeutige Aussage:

Haben Sie Schmerzen bei der Periodenblutung in den letzten 3 Monaten? ◯ ja ◯ nein ◯ keine Angabe

◯ aktuell keine Menstruationsblutung

Falls ja: Wie stark würden Sie den Schmerz einschätzen? (0 = kein Schmerz, 10 = maximal vorstellbarer Schmerz)

☺ (0) (1) (2) (3) (4) (5) (6) (7) (8) (9) (10) ☹

Wie ist der Schmerzwert unter der Einnahme während Hormonen (z.B. Pille)?

(0) (1) (2) (3) (4) (5) (6) (7) (8) (9) (10) ◯ nicht zutreffend

Wie ist der Schmerzwert unter der Einnahme von Schmerzmitteln?

(0) (1) (2) (3) (4) (5) (6) (7) (8) (9) (10) ◯ nicht zutreffend

---

Haben Sie andere zyklische Schmerzen (vor - nach der Periodenblutung) in den letzten 3 Monaten?

◯ ja ◯ nein ◯ keine Angabe

Falls ja: Wie stark würden Sie den Schmerz einschätzen? (0 = kein Schmerz, 10 = maximal vorstellbarer Schmerz)

☺ (0) (1) (2) (3) (4) (5) (6) (7) (8) (9) (10) ☹

Wie ist der Schmerzwert unter der Einnahme während Hormonen (z.B. Pille)?

(0) (1) (2) (3) (4) (5) (6) (7) (8) (9) (10) ◯ nicht zutreffend

Wie ist der Schmerzwert unter der Einnahme von Schmerzmitteln?

(0) (1) (2) (3) (4) (5) (6) (7) (8) (9) (10) ◯ nicht zutreffend

---

Haben Sie Schmerzen unabhängig von der Periodenblutung in den letzten 3 Monaten?

◯ ja ◯ nein ◯ keine Angabe

Falls ja: Wie stark würden Sie den Schmerz einschätzen? (0 = kein Schmerz, 10 = maximal vorstellbarer Schmerz)

☺ (0) (1) (2) (3) (4) (5) (6) (7) (8) (9) (10) ☹

Wie ist der Schmerzwert unter der Einnahme während Hormonen (z.B. Pille)?

(0) (1) (2) (3) (4) (5) (6) (7) (8) (9) (10) ◯ nicht zutreffend

Wie ist der Schmerzwert unter der Einnahme von Schmerzmitteln?

(0) (1) (2) (3) (4) (5) (6) (7) (8) (9) (10) ◯ nicht zutreffend

---

Haben Sie zyklische Schmerzen beim Wasserlassen? ◯ ja ◯ nein ◯ keine Angabe

Falls ja: Wie stark würden Sie den Schmerz einschätzen?

☺ (0) (1) (2) (3) (4) (5) (6) (7) (8) (9) (10) ☹

Haben Sie zyklische Schmerzen beim Stuhlgang? ◯ ja ◯ nein ◯ keine Angabe

Falls ja: Wie stark würden Sie den Schmerz einschätzen?

☺ (0) (1) (2) (3) (4) (5) (6) (7) (8) (9) (10) ☹

Haben Sie Schmerzen beim Geschlechtsverkehr? ◯ ja ◯ nein ◯ keine Angabe

Falls ja: Wie stark würden Sie den Schmerz einschätzen?

☺ (0) (1) (2) (3) (4) (5) (6) (7) (8) (9) (10) ☹

Wie lange bestehen diese Beschwerden?

○ < 6 Monate ○ > 6 - 12 Monate ○ 1 - 3 Jahre ○ 3 - 10 Jahre ○ > 10 Jahre ○ nicht zutreffend

---

Bestehen die Regelschmerzen von Anfang an? ○ ja ○ nein ○ keine Angabe

Falls nein: Seit wieviel Jahren bestehen die Regelschmerzen? Seit______Jahren

Gab es einen Auslöser? ○ Geburt ○ Absetzen der Pille ○ keinen erkennbaren

○ Fehlgeburt/Ausschabung ○ Kupferspirale

Ist bei Ihnen einen familiäre Endometriose bekannt? ○ ja ○ nein ○ keine Angabe

Falls ja: Wer?

Haben Sie Blut im Urin bemerkt? ○ ja ○ nein ○ keine Angabe

Tritt das Blut im Urin zyklisch auf? ○ ja ○ nein ○ keine Angabe

---

Haben Sie Probleme mit dem Darm bzw. Stuhlgang?

○ Durchfall ○ Verstopfung ○ Blut im Stuhl ○ aufgeblähter Bauch/Endo-Belly ○ andere ○ keine Probleme

Sind diese Beschwerden zyklisch? ○ ja ○ nein ○ keine Angabe

Waren Sie jemals schwanger? ○ ja ○ nein ○ unbekannt

(inklusive Geburten, Frühgeburten, Fehlgeburten, Schwangerschaften außerhalb der Gebärmutter und Schwangerschaftsabbrüchen)

Falls ja: Insgesamt ____ Schwangerschaften Insgesamt ____ Fehlgeburten Insgesamt ____ Geburten

---

Haben Sie aktuell einen unerfüllten Kinderwunsch? ○ ja ○ nein ○ unbekannt

Falls ja: Wie lange? ____ (Monate)

Wurde bei Ihnen eine Bestimmung der Eizellreserve durchgeführt? Anti Müller Hormon Bestimmung (AMH) ○ ja ○ nein ○ unbekannt ○ nicht zutreffend

Falls ja: War diese ○ auffällig ○ unauffällig ____ AMH-Wert

Wurde bei Ihrem Partner eine Spermiogramm durchgeführt? ○ ja ○ nein ○ unbekannt ○ nicht zutreffend

Falls ja: Wie war das Ergebnis? ○ eingeschränkte Fertilität ○ unauffällig

---

Hatten Sie in der Vergangenheit einen unerfüllten Kinderwunsch? ○ ja ○ nein ○ unbekannt

---

Wurde bei Ihnen bereits eine Kinderwunschbehandlung durchgeführt? ○ ja ○ nein ○ unbekannt ○ nicht zutreffend

Falls ja: Welche Methode(n) wurden angewandt?

○ Hormonelle Stimulation Jahr: _________ ○ andere Jahr:_________

○ Insemination Jahr: _________ ○ unbekannt Jahr: _________

○ IVF / ICSI Jahr: _________

Ist ihre Lebensqualität durch Ihre Beschwerden beeinträchtigt?	◯ niemals	◯ selten	◯ oft	◯ immer
Wie sehr hindern sie die Beschwerden daran ein normales Leben zu führen?	◯ niemals	◯ selten	◯ oft	◯ immer
Ist ihre Sexualität durch Ihre Beschwerden beeinträchtigt?	◯ niemals	◯ selten	◯ oft	◯ immer
Ist ihre Stimmung durch Ihre Beschwerden beeinträchtigt?	◯ niemals	◯ selten	◯ oft	◯ immer

---

Welche gynäkologischen Voroperationen wurden bei Ihnen bisher durchgeführt?

Zeitpunkt (Jahr)	Wo, in welchem Krankenhaus?	Was wurde gemacht?
______	______	______
______	______	______
______	______	______
______	______	______
______	______	______
______	______	______

Welche komplementären Verfahren haben Sie schon probiert?
Haben diese zu einer Verbesserung geführt?

◯ Ernährungsumstellung	◯ niemals	◯ selten	◯ oft	◯ immer
◯ Yoga	◯ niemals	◯ selten	◯ oft	◯ immer
◯ Osteopathie	◯ niemals	◯ selten	◯ oft	◯ immer
◯ Physiotherapie	◯ niemals	◯ selten	◯ oft	◯ immer
◯ Sport	◯ niemals	◯ selten	◯ oft	◯ immer
◯ TCM	◯ niemals	◯ selten	◯ oft	◯ immer
◯ Akupunktur	◯ niemals	◯ selten	◯ oft	◯ immer
◯ Psychotherapie / psychologische Begleitung	◯ niemals	◯ selten	◯ oft	◯ immer
◯ REHA	◯ niemals	◯ selten	◯ oft	◯ immer

Andere: ______________________________

Anmerkungen

Stempel

☞ **Fragebogen zum Ausfüllen und Herunterladen:**
https://www.ag-endometriose.de/fileadmin/pdf/Downloads/AGEM_Basis_Fragebogen.pdf

Bibliografische Information
der Deutschen Nationalbibliothek
Die Deutsche Nationalbibliothek verzeichnet diese Publikation in der Deutschen Nationalbibliografie; detaillierte bibliografische Daten sind im Internet abrufbar: http://dnb.d-nb.de

1. Auflage 2025

Weinbergweg 7
I-39100 Bozen
buchverlag@athesia.it

Umschlagillustration: stock.adobe.com – Irina
Illustrationen: Max Bachmeier, Heidelberg (D)
Design & Layout: Athesia-Tappeiner Verlag
Druck: Finidr, Tschechien
Papier: Umschlag Symbol Card, Innenteil Munken Print White

Gesamtkatalog unter
www.athesia-tappeiner.com

ISBN 978-88-6839-882-8
ISBN 978-88-6839-883-5 (e-Book)

FSC
www.fsc.org
MIX
Aus verantwortungs-vollen Quellen
FSC® C014138

Dieses Buch wurde der Umwelt zuliebe nicht mit einer Schutzfolie eingeschweißt.